うつ病とのお付き合い

リワークで復職した当事者たちの声

はじめに

　この本は、うつに苦しむ仲間のために、うつを経験して同じように苦しんだ当事者が自らの経験を振り返って、「こんな情報があればよかった」「そういうことを知っていればあんなに苦しまずに済んだのに」というような気持ちから作った「うつの当事者の、当事者による、当事者のための本」です。うつ病にかかった当事者のべ数百名分の生の経験がこの本の中に凝縮されています。

　今はまだ本を読むのはつらい時かもしれません。そういう方はまんがだけでもうっすらと目を通してみてください。少しは本が読めるという方は、本文にも目を通してみてください。先に進むための手がかりが見つかると思います。そして、「詳細な情報や個別の具体的な情報がほしい」という方は、第2章で紹介しているＷｅｂコンテンツ「うつと仕事のＱ＆Ａ」を読んでみてください。

ご自分の症状に合わせて、ご自分のペースで、関心あるところをつまみ食いしてください。そんな感じで使っていただけるように作ってあります。

私たち、メディカルケア虎ノ門のリワークプログラム卒業生は、他の人が自分たちと同じ苦しみをできるだけ味わうことがないようにと願っています。苦しみのさなかにある皆さんが、少しでも早く病気と向き合えるようになること、心身ともに回復すること、そして社会に復帰できることを祈っています。

メディカルケア虎ノ門　クラブリワークカレッジ
「うつと仕事のQ＆A」担当　Y．D．

もくじ

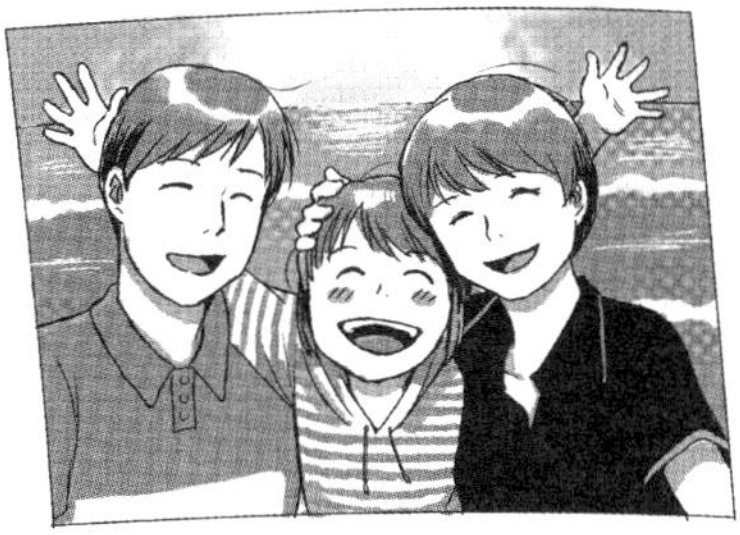

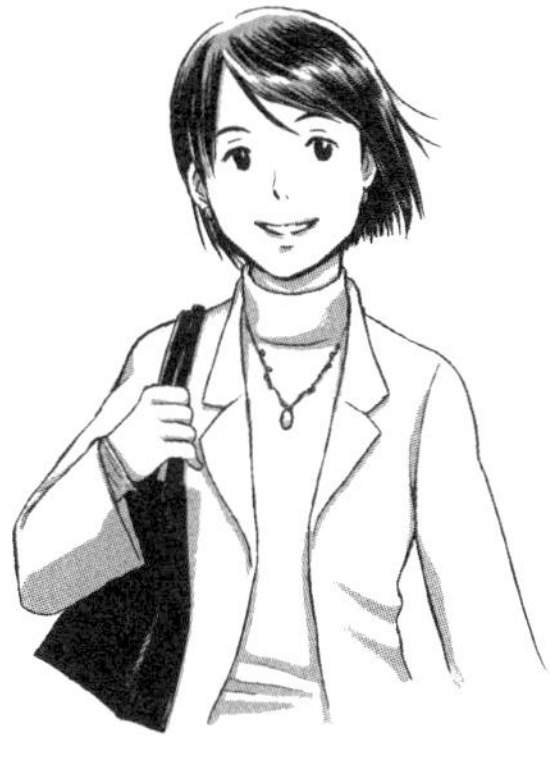

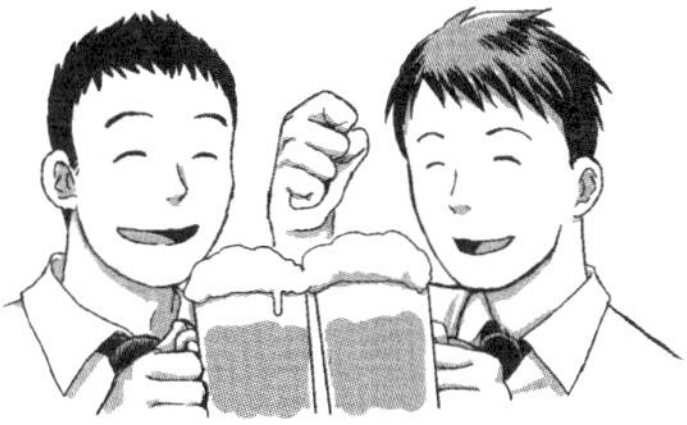

第3章　当事者の体験談

まんが　ぼうえんぎょ

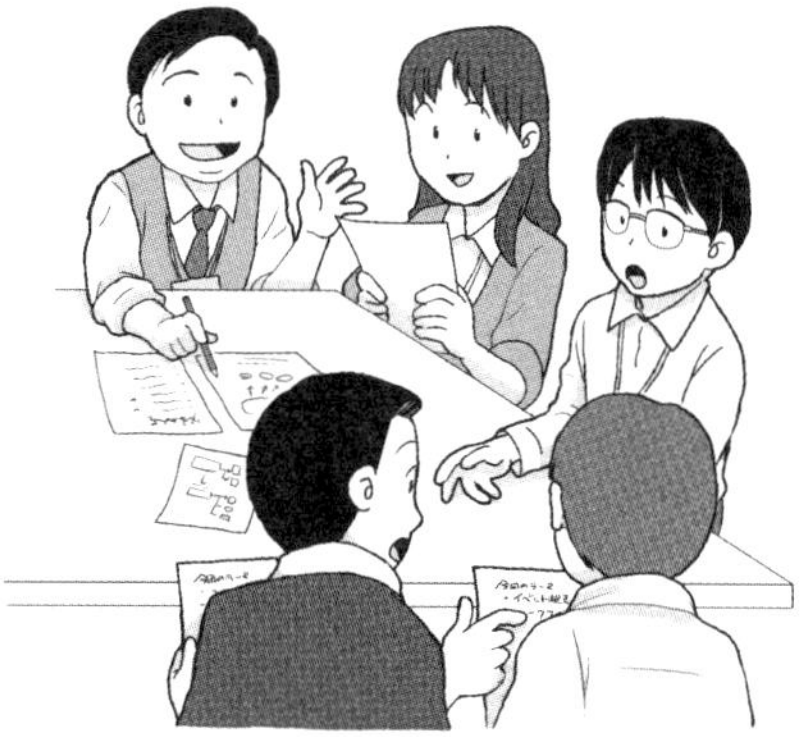

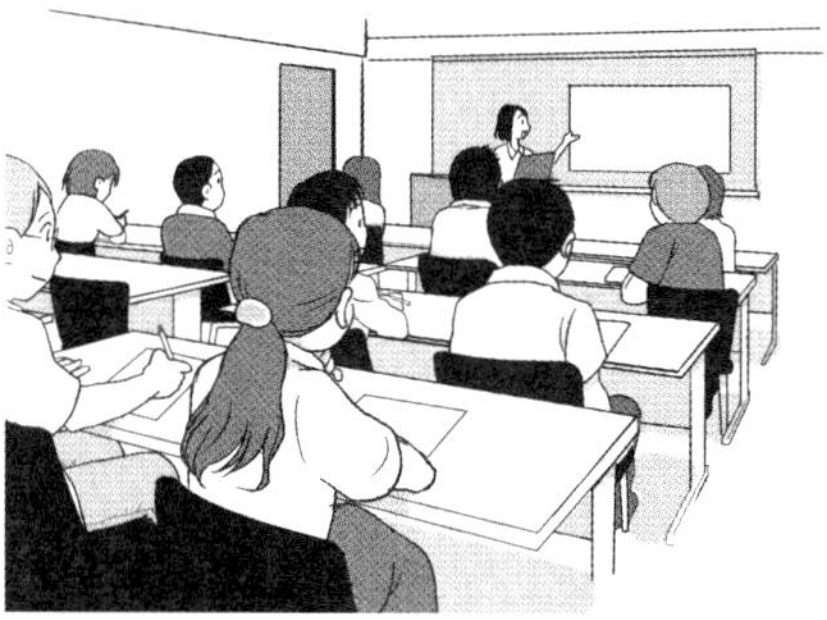

第1章　3人の物語

①橘田《きった》 麻友《まゆ》さんのケース

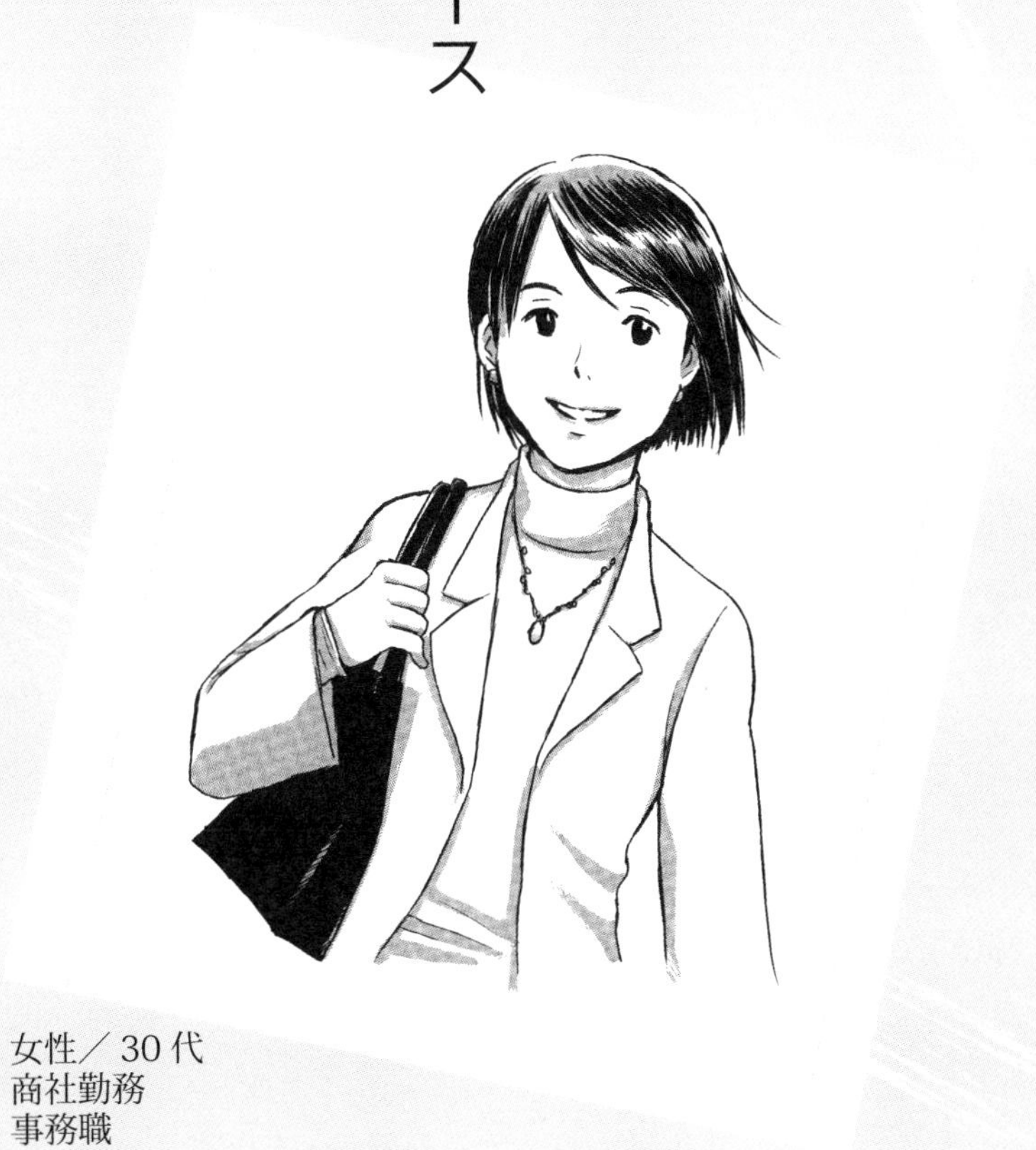

女性／30代
商社勤務
事務職

背景

営業部から経理部に異動して2年目、業務の責任や難易度が急増し、橘田さんはほぼ毎日のように残業していました。その上、新入社員の教育指導業務も加わって気が休まりません。

以前の部署の同僚と飲みに行っても出てくるのは愚痴ばかりで、同僚からのなぐさめにもイライラを募らせる始末。休日に恋人と過ごしていても何となく気が晴れません。寝付きが悪く、朝早く目が覚めるのにベッドから出られません。朝食は抜きがちで、休日も料理をする気が起きません。次第に会社を休むようになりました。

そんな中、インターネットで『うつと仕事のQ&A』という情報を見つけました。そこに書かれたうつ病の症状は今の自分に当てはまる点が多く、不安になって近所の心療内科へ相談に行くことにしました。

こんなときのQ&A

Q. 「健康な人のゆううつ」と「うつ病」の違いはなんですか?

A. 「健康な人のゆううつ」とはストレスがかかった時などに感じる、不安や悲しみ、恐怖、怒りなどのつらい感情で、一時的なものです。ストレスの原因から離れればそのつらい感情も薄れます。また、楽しいことがあれば気がまぎれる程度のものです。

それに対して「うつ病」は病気であり、気分の落ち込み、または、興味・意欲の喪失が2週間以上継続します。ストレスの原因から離れてもつらい感情が続くことがあります。睡眠障害やさまざまな心身症状を伴うこともあります。楽しいことや良いことがあっても気持ちが晴れることはありません。

(うつと仕事のQ&A③より一部改変)

受診前

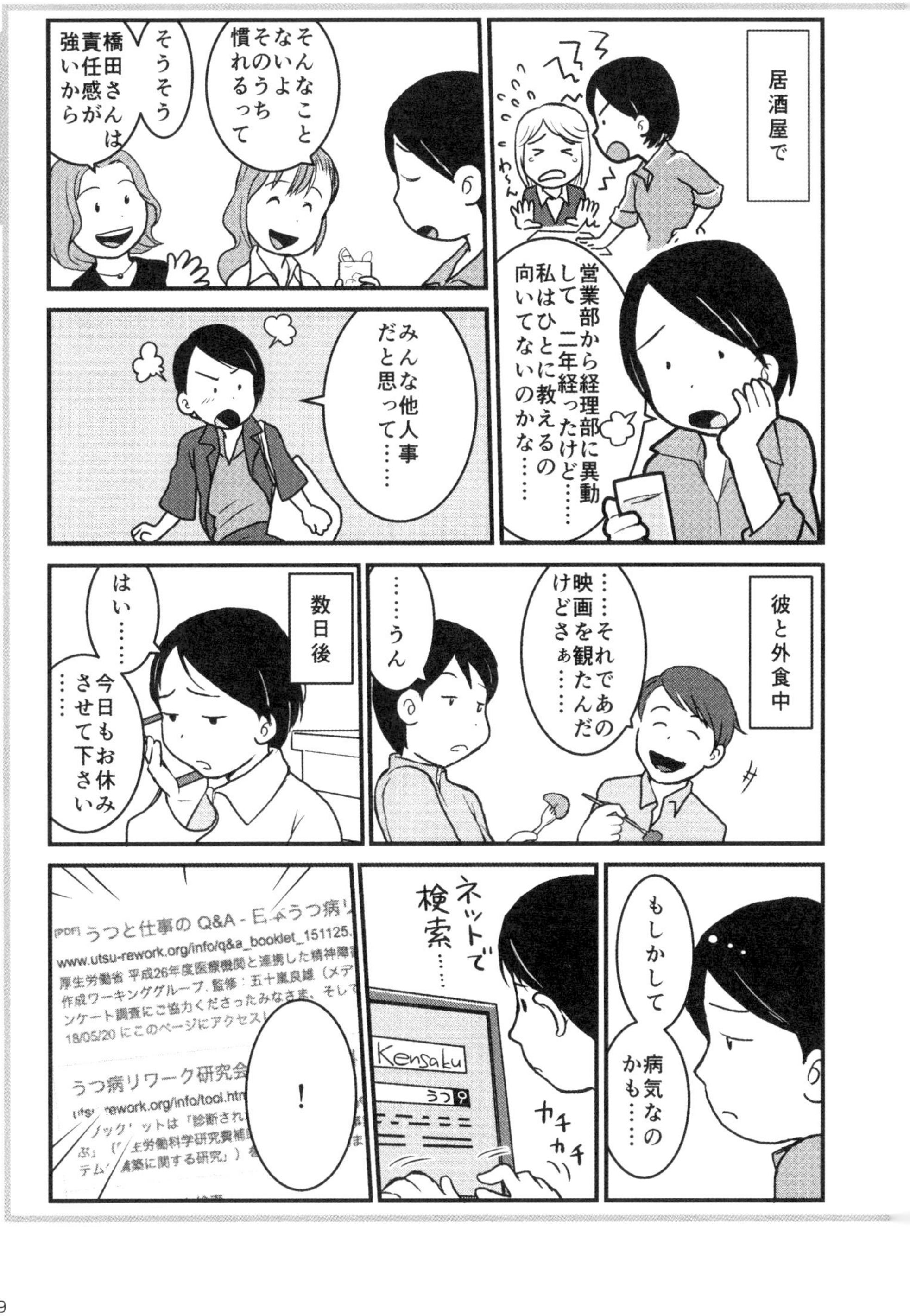
居酒屋で
わ〜ん
営業部から経理部に異動して 二年経ったけど…… 私はひとに教えるのが向いてないのかな……
そんなことないよ そのうち慣れるって
そうそう 橋田さんは責任感が強いから
みんな他人事だと思って……
彼と外食中
……それであの映画を観たんだけどさぁ……
……うん
数日後
はい……
今日もお休みさせて下さい……
もしかして 病気なのかも……
ネットで検索……
Kensaku
うつ
カチ カチ
!
[PDF] うつと仕事の Q&A
www.utsu-rework.org/info/q&a_booklet_151125,
厚生労働省 平成26年度医療機関と連携した精神障
作成ワーキンググループ、監修：五十嵐良雄（メデ
ンケート調査にご協力くださったみなさま、そして
18/05/20 にこのページにアクセス
うつ病リワーク研究会
rework.org/info/tool.htm

背景

医師からうつ病の診断を受け、休職して治療に専念するように勧められた橘田さんでしたが、ショックのあまり、会社には「具合が悪い」とだけ伝えて休んでいました。でも、「会社と上司には自分の状態をきちんと説明しなければ…」と思い直し、うつ病の診断を受けたこと、治療のために会社を一定期間休むことを伝えました。

医師からは会社の休職の取り扱いや復職にあたってのプロセスについて聞かれましたが、橘田さんは何も知りませんでした。

そこで上司に相談し、休職中の連絡窓口になる健康管理センターにメールで問い合わせてみました。数日後、会社の就業規則や休職、復職に関する規則や諸注意に関する書類が郵送されてきました。

こんなときのQ&A

Q. 治療のために休職する際に、注意することとは何ですか?

A. 治療で仕事を休む必要がある場合は、主治医の診断書を提出し、人事部や総務部と、就業規則をもとにどのくらい会社を休むことができるか、可能であれば職場の上司を交えて相談してください。

体調がすぐれず、会社と連絡を取るのがつらいときは、家族や知人の助けを求めましょう。復職できる手続きを行った上で、治療に専念するのが理想です。また、うつ病の場合には、上記のような対応が困難な状況にあることが考えられます。上司や人事、社内の相談できる人、産業医、産業カウンセラー等に協力してもらうことも考えましょう。

(うつと仕事のQ&A 27 より一部改変)

診断直後

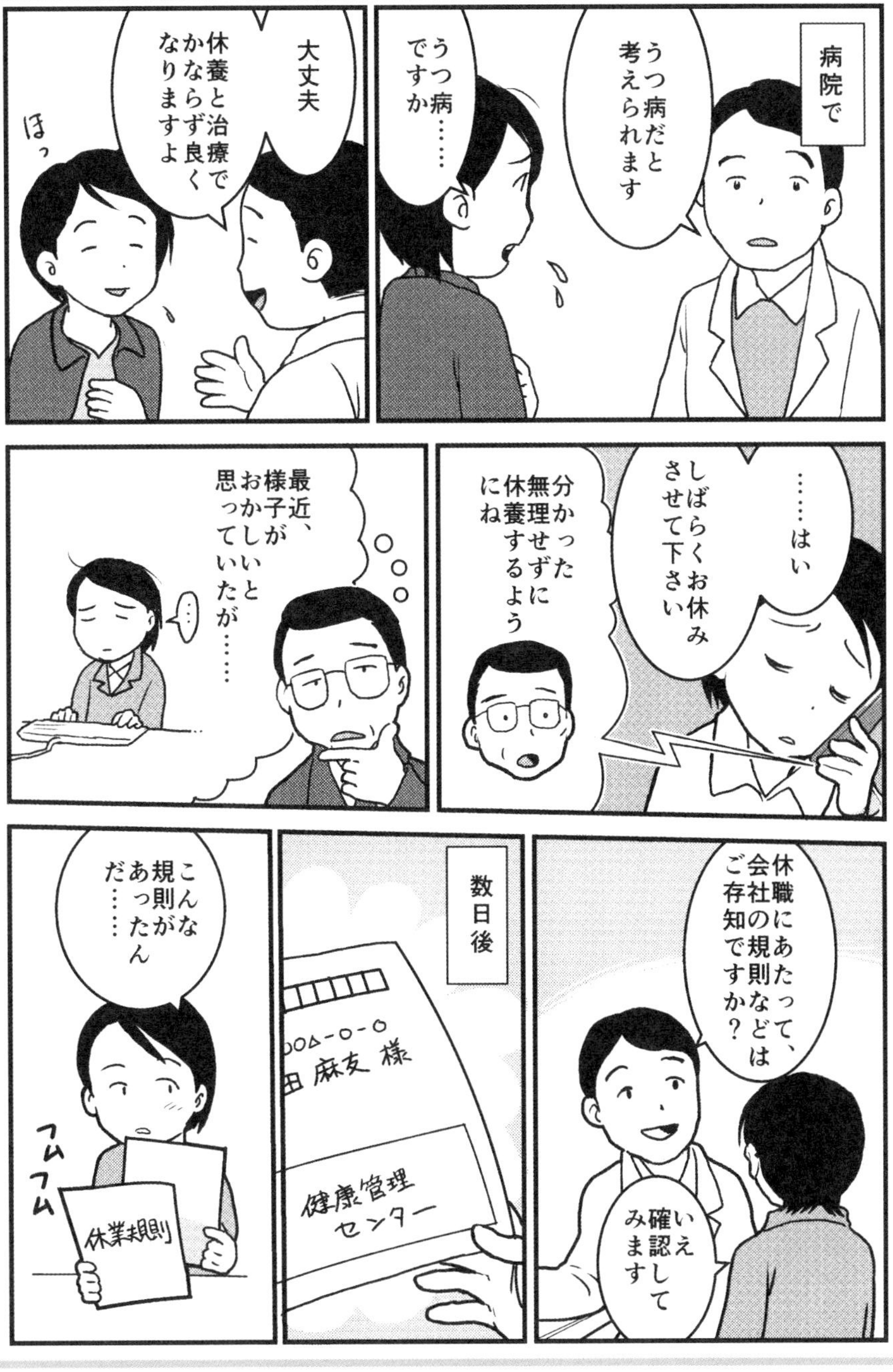
病院で
うつ病だと考えられます
うつ病……ですか
大丈夫
休養と治療でかならず良くなりますよ
ほっ
……はい
しばらくお休みさせて下さい
分かった無理せずに休養するようにね
最近、様子がおかしいと思っていたが……
…
休職にあたって、会社の規則などはご存知ですか？
いえ確認してみます
数日後
田麻友 様
健康管理センター
こんな規則があったんだ……
フムフム
休業規則

背景

昼夜逆転の生活になってしまった橘田さんは医師に相談したところ、近所の図書館に通うよう勧められました。はじめの頃は途中で引き返してしまうこともありましたが、少しずつ図書館へ通える日が増えていきました。

でも、思うように生活リズムが整わないことを正直に医師に相談してみました。そこで、メディカルケア虎ノ門のリワークプログラムに参加することを提案されました。早速、ホームページでプログラムの内容を確認し、会社の健康管理センターにも相談してみたところ受講を勧められたので、思い切ってこのプログラムを受講することにしました。

こんなときのQ＆A

Q. 休職中の図書館通いで生活リズムが整うと、うつの経過に良い影響がありますか？

A. 生活リズムを整えることは、睡眠や食事、排せつなどの体内時計のリズムを整えて自律神経を安定させることにつながります。それにより体調が回復するだけでなく、精神的にも安定して症状の緩和や回復が期待できます。

また、復職に向けた取り組みの際にも、生活リズムを変えずに済むため、体調の回復状況を計るバロメータになるほか、復職直後の負担軽減につながります。

（うつと仕事のQ＆A 63 より一部改変）

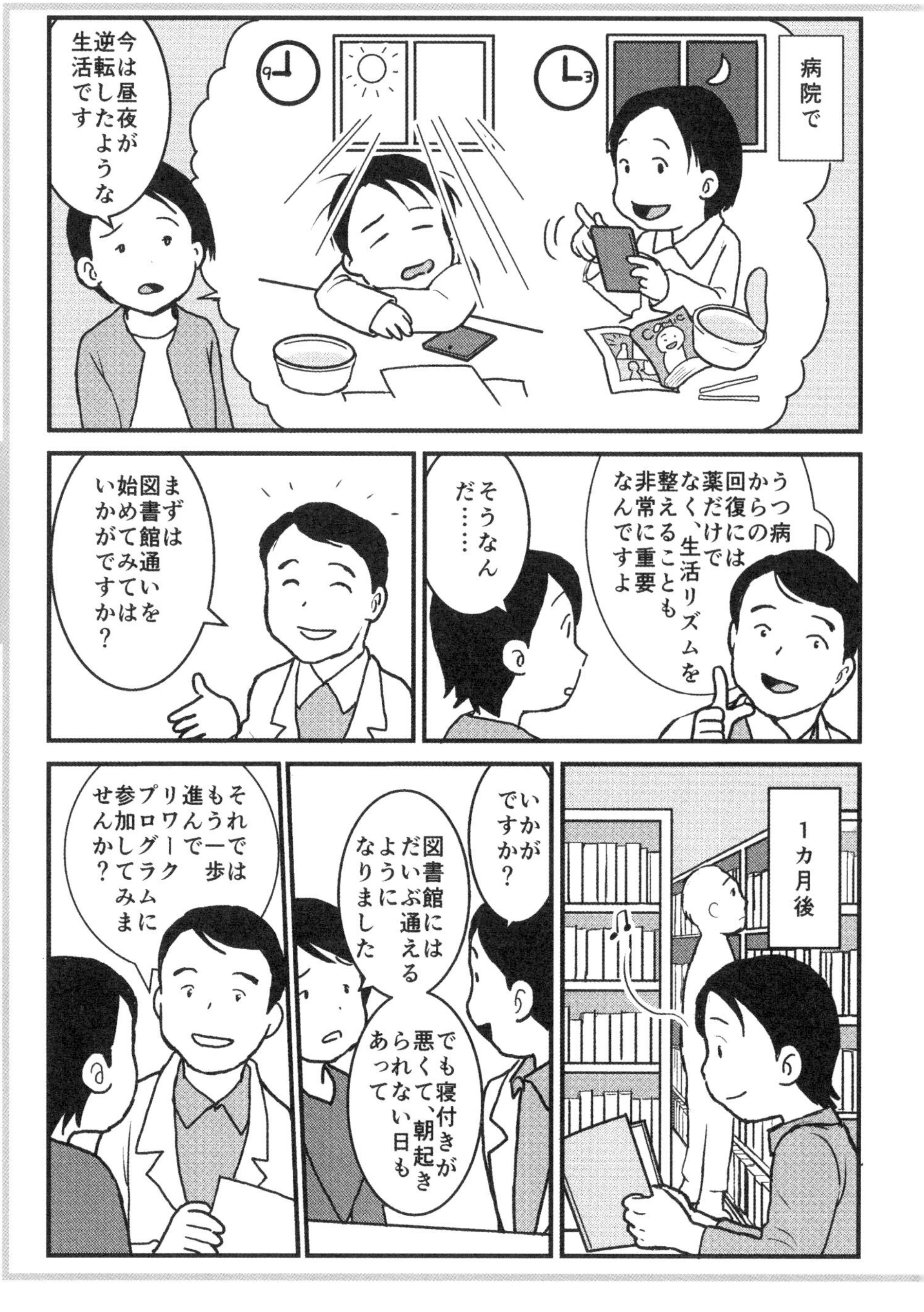
病院で
今は昼夜が逆転したような生活です
うつ病からの回復には薬だけでなく、生活リズムを整えることも非常に重要なんですよ
そうなんだ……
まずは図書館通いを始めてみてはいかがですか？
1カ月後
いかがですか？
図書館にはだいぶ通えるようになりました
でも寝付きが悪くて、朝起きられない日もあって
それではもう一歩進んでプリワークプログラムに参加してみませんか？

背景

リワークプログラムの受講で橘田さんの生活リズムは徐々に整いはじめ、気の合う仲間も増えて、少しずつ回復し、半年後にはもうすぐ復職できることを主治医から告げられました。早く職場復帰をしたいと思ってきましたが、実際に復職が迫ってくると不安や緊張感を覚えました。

復職前の準備について主治医や健康管理センターに確認したところ、生活リズムと体調を整えることが第一だという助言を受けたのでした。

また、同期の社員から会社の近況や今の職場環境について教えてもらうことで、少しずつ職場復帰へのイメージを固めていきました。

こんなときのQ&A

Q. 復職に向けて心がけることや具体的にやるべきことはありますか?

A. まずは体調を整えることだと思います。そのうえで、復職に向けてできる準備をしておきましょう。具体的には生活リズムを勤務時と同じにしたり、通勤練習をしたり、復職時に想定される問答や置かれるかもしれない状況について、整理したり対策を講じたり、再休職予防の対策を考えたりしてみてはいかがでしょうか。

(うつと仕事のQ&A 101 より一部改変)

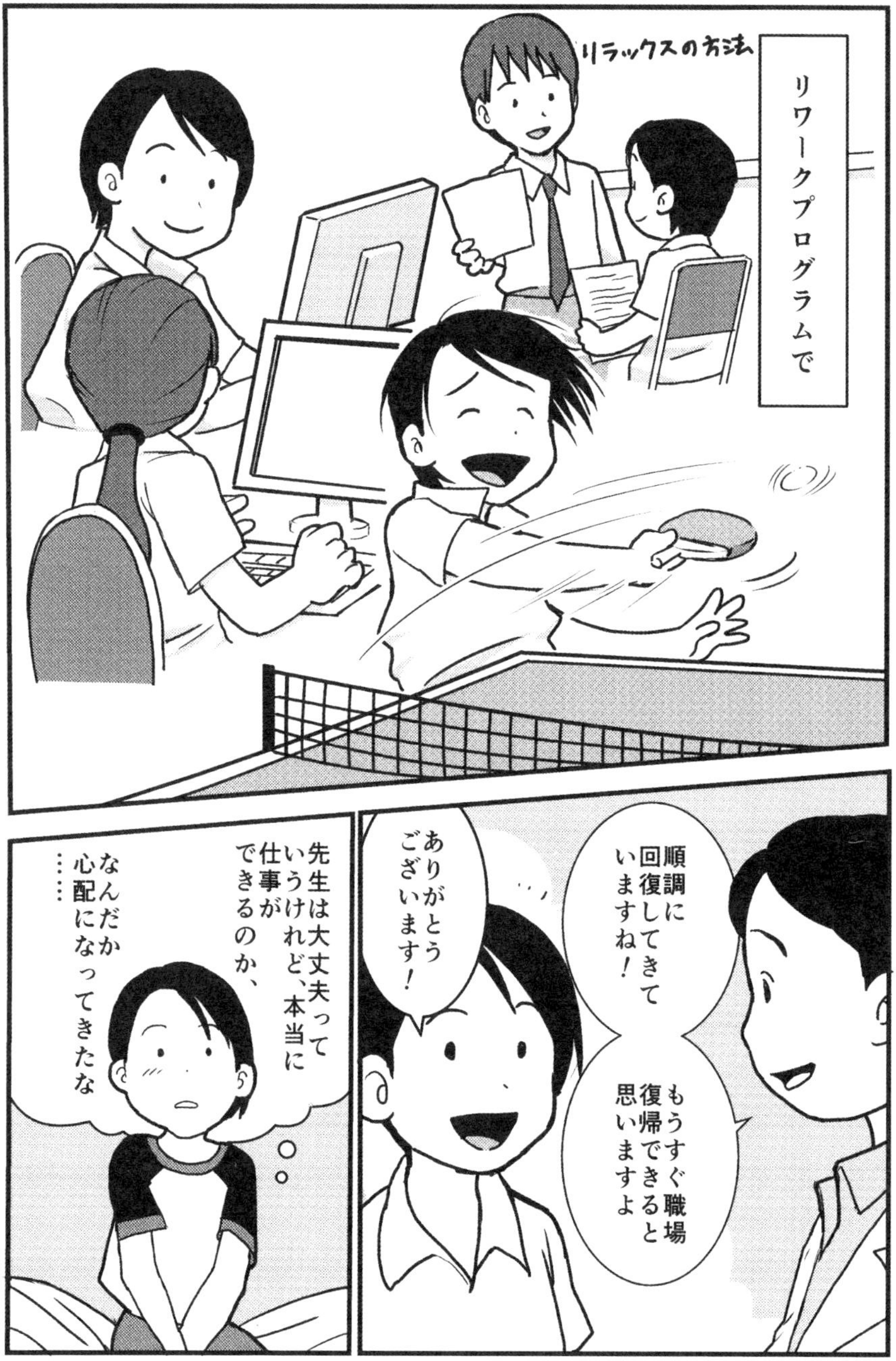
リラックスの方法
リワークプログラムで
順調に回復してきていますね！
もうすぐ職場復帰できると思いますよ
ありがとうございます！
…
先生は大丈夫っていうけれど、本当に仕事ができるのか、
なんだか心配になってきたな
……

背景

復職当初、橘田さんは会社へ通うことだけで精一杯でした。その後、日記やセルフモニタリングで毎日の気分や体調の変化を客観的に把握したり、散歩や美術館巡りなどで気分転換をしたり、リワークで学んだ再休職しないための対策を実践するようになりました。

その結果、会社での気分や体調の変化を客観的に把握して、調子がすぐれない時も体を動かしたり好きなことをしたり、変動を和らげることができるようになっていきました。

現在、橘田さんは他の同僚に割り振られていた業務の約7割を行うまでに回復しました。気分や体調をコントロールして業務と向き合い、リワークで身につけたストレス対処法を駆使して、以前より仕事も私生活も充実させたいという前向きな考えで働いています。

こんなときのQ&A

Q. また休職するのではないかと不安です。どういう点に気をつければよいですか?

A. まず病気についての正しい知識を身につけましょう。休職した時の状況(気分、体調)を振り返り、どのような状況になると体調が悪くなるのか、どのような症状が現れたかを事前に確認しておくと、復職後に参考になると思います。

復職後も自分の状態をモニターし、早めにケアするなど、自己管理を心がけましょう。復職は「働きながら治療が続けられる状態になった」ということであり、決して「寛解した」わけではありません。復職後すぐに以前のように働こうと考えるのではなく、主治医と相談しながら引き続き治療に注力しましょう。

(うつと仕事のQ&A 146より一部改変)

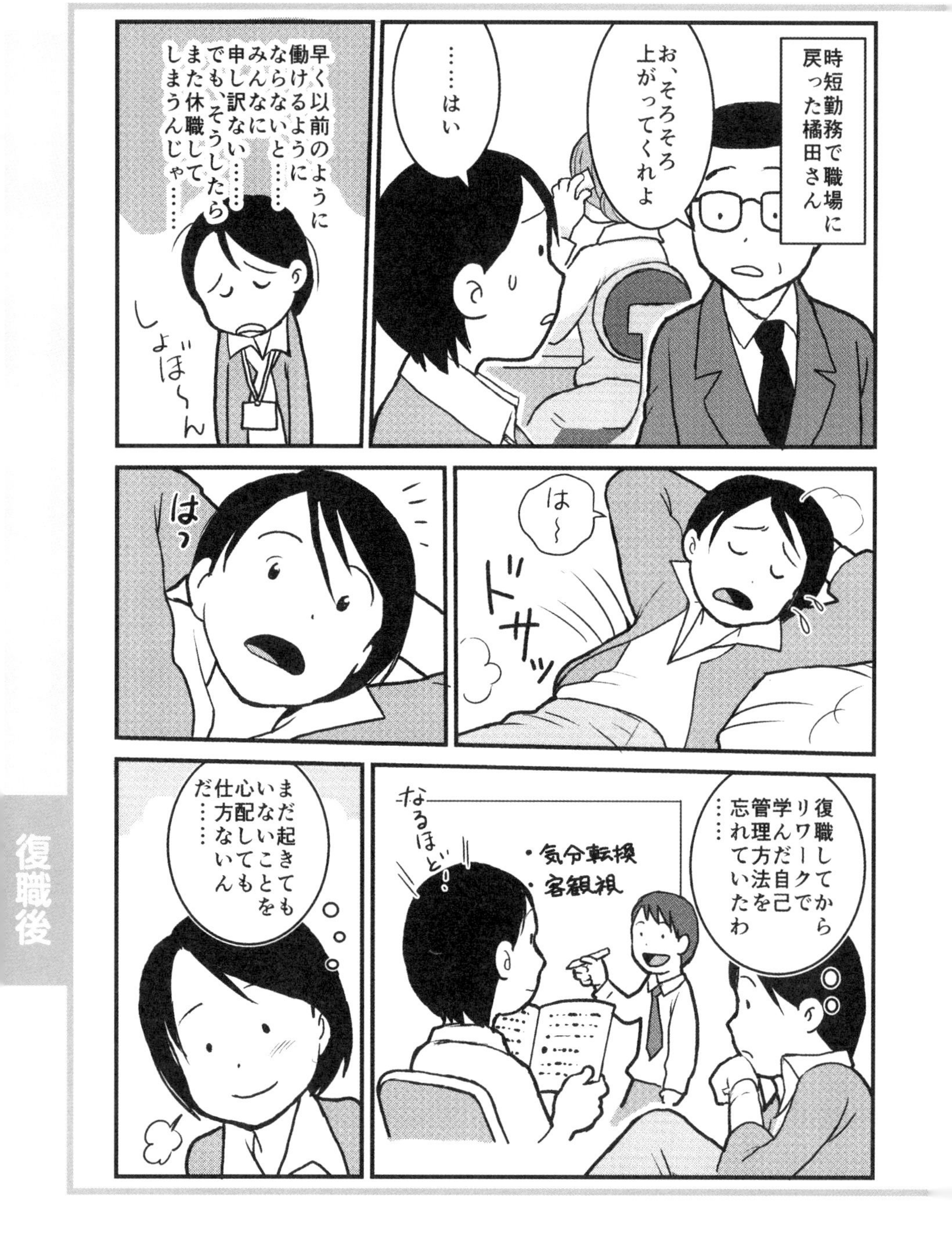
時短勤務で職場に戻った橘田さん
お、そろそろ上がってくれよ
……はい
早く以前のように働けるようにならないと……みんなに申し訳ない……でも、そうしたらまた休職してしまうんじゃ……
しょぼ～ん
は～
ドサッ
はっ
復職してからリワークで学んだ自己管理方法を忘れていたわ……
・気分転換
・客観視
なるほど
まだ起きてもいないことを心配しても仕方ないんだ……
復職後

ケース解説

うつ病のゆううつと不眠

うつ病のゆううつは何となく始まります。気がついたら、いつもは楽しいはずの彼との食事もおいしく感じません。いやな出来事があってゆううつになるのは誰にでもあるでしょう。しかし、病気となると、楽しいはずのことも楽しめなくなります。つまり、ゆううつな気分が毎日続くのです。通常は不眠も伴います。不眠がうつ気分に先立っていることもしばしばあります。ひと口に不眠といってもいくつかのタイプがありますが、朝早く目覚める早朝覚醒タイプの不眠がうつ病では特徴とされています。そうなると布団の中で目覚めてはいても、意欲が出ないために会社を休んでしまうことになります。意欲の低下もうつ病では重要な症状です。不眠と意欲低下は出社を困難にする主な原因となります。

休職の開始

勤務に支障が出るくらいの症状レベルとなれば、主治医から休職の診断書が出ます。これは会社に対しては命令に近い力があり、社員への安全配慮に対する法的義務を負っている会社としては、休職を許可することになります。休職の制度はそれぞれの会社ごとに定められていますので、休職開始時に人事担当者からよく話を聞いておきましょう。

生活リズム

休職となり家庭で療養するときに一番大事な点は、規則正しい生活リズムを取り戻し、そのリズムを維持することです。うつ病や躁うつ病の原因の一つとしては、生体リズムの乱れが考えられています。ですから生活リズムを規則的にすることは薬を飲むことと同じくらいに大事なことで、簡単に言うと早寝早起きをすることです。朝起きたらカーテンを開けたり、散歩などをしたりして日光に当たります。目から入った光は、脳を覚醒させてリズムを取り戻すきっかけを作ります。昼に活動すると夜は自然と眠くなり睡眠に入ります。毎日がこのような生活になれば、気分もだいぶ回復してくるはずです。週７日、毎日同じ時間に寝て、同じ時間に目が覚める生活が健康の第一条件です。抗うつ薬や睡眠薬はそれを取り戻すように処方されます。家族と暮らしている人は、健康な家族のリズムに合わせるようにすればよいのです。単身生活でリズムが乱れる場合には家族のもとに一時的に身を寄せるか、または入院してリズムを取り戻すことが必要な場合もあります。とりわけ過眠が出てきて睡眠リズムが乱れると慢性化して症状もなかなか良くならず、休職が長期化する場合がしばしばありますので注意が必要です。

復職の見極め

復職は生活リズムが整った上で、さらに日中の活動が仕事ができるレベルにまで戻っていることが条件になります。通勤ができる程度に体力が戻り、午前中から図書館で本が読めるくらいに回復していないと、少なくとも仕事は難しいといえますが、復職に向けてそれ以上に準備を進めるのは自分ひとりの力では難しいものです。

復職への準備がどの程度整っているかを確認できるプログラムを使ってみましょう。医療機関に通って一定のプログラムに参加することを通じて病気の回復度合いを確認できる「リワークプログラム」があります。そこでは自分と同じ悩みを持っている仲間にも出会えますので、お互いを支えあい、復職への道をたどることができます。復職は主治医の復職可能であるという診断書をもとに、会社が判断をして復職の決定をします。通常、復職直後は定時勤務で負荷の少ない仕事から業務が始まります。そのときに重要なことは、復職することは単なるスタート地点であるということです。再び休職することのないように、職場での働き方は会社の方でも配慮しますが、自らも気分や体調が変化していないか、自己モニタリングが大切です。もし変化があれば、主治医だけではなく、上司や会社の健康管理室のスタッフや産業医に相談するようにしましょう。

（五十嵐 良雄）

第1章　3人の物語

②小西《こにし》 拓哉《たくや》さんのケース

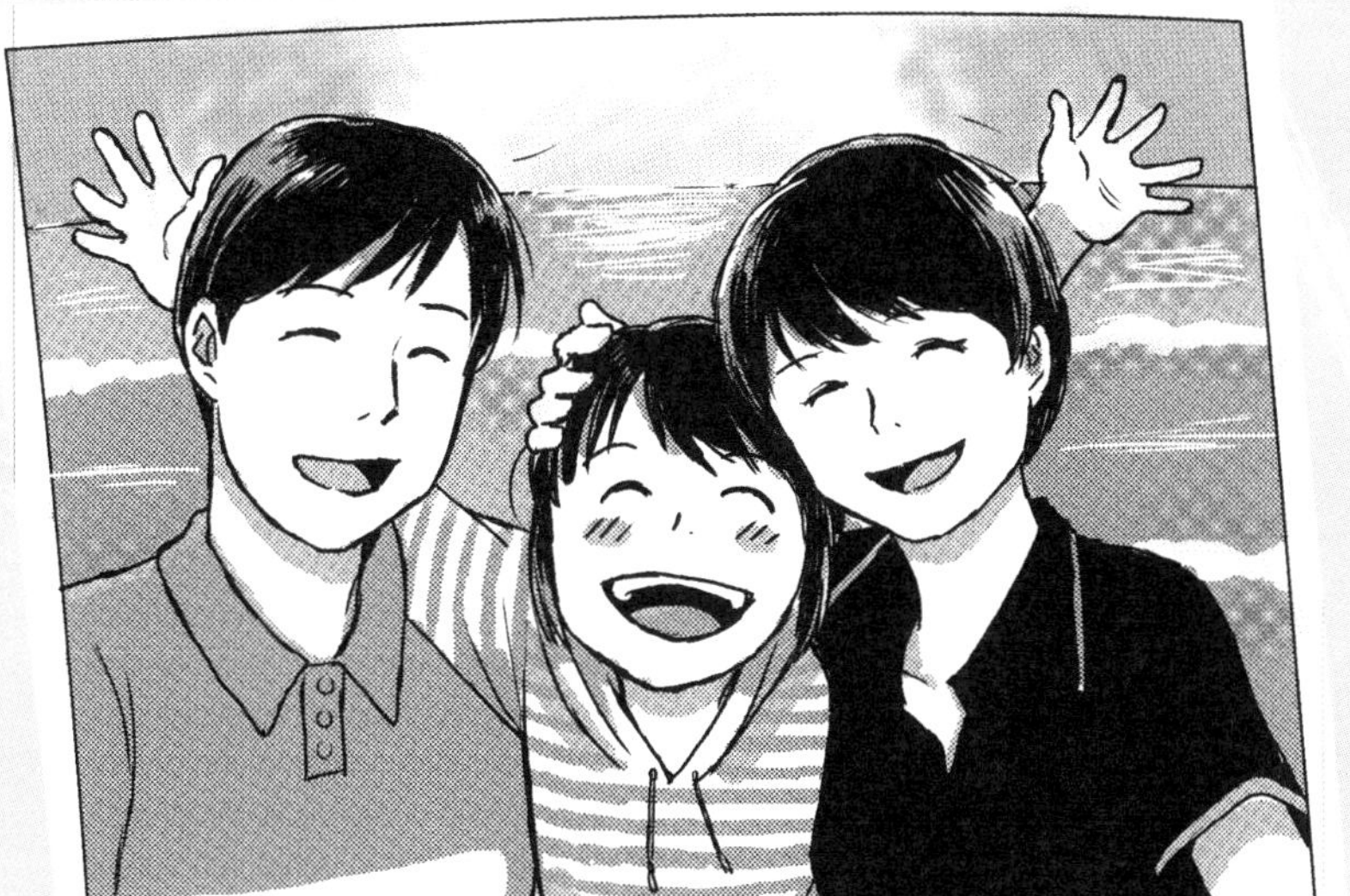

男性／ 40代
電機メーカー勤務
システムエンジニア

背景

朝起きられない、起きても身体が重く動けない、食欲がない、睡眠が浅いといった症状に加え、発熱、下痢、腰痛が出て会社を休むことが多くなった小西さん。当初は「単なる風邪」「お腹を下した」「慢性の腰痛」など、軽く考えていましたが、ついには会社に行く気力、体力ともに失せてしまいました。

1週間ほど有給を取って休みましたが、「自分はどうなってしまったのだろう」という不安と焦り、罪悪感に支配されていました。もともと楽観的で気分転換の上手な小西さんは「うつ」とは無縁だと思っていましたが、この時初めてうつを疑いました。

こんなときのQ&A

Q. うつ病と疑われる症状は？何科を受診すればよいですか？

A. うつ病にはさまざまな症状があります。気分的なもの、身体症状や生活習慣の変化などです。具体的には気分の落ち込み、不眠、早朝覚醒、頭痛、腰痛、体のしびれなど多種多様であり、生活に何らかの支障が出たらうつ病を疑うべきです。相談する機関としては、心療内科や精神科が一般的ですが、心理カウンセラーなども窓口になります。

自己診断チェックシートなどであてはまったら医療機関を受診する方法もあります。

（うつと仕事のQ&A❺より一部改変）

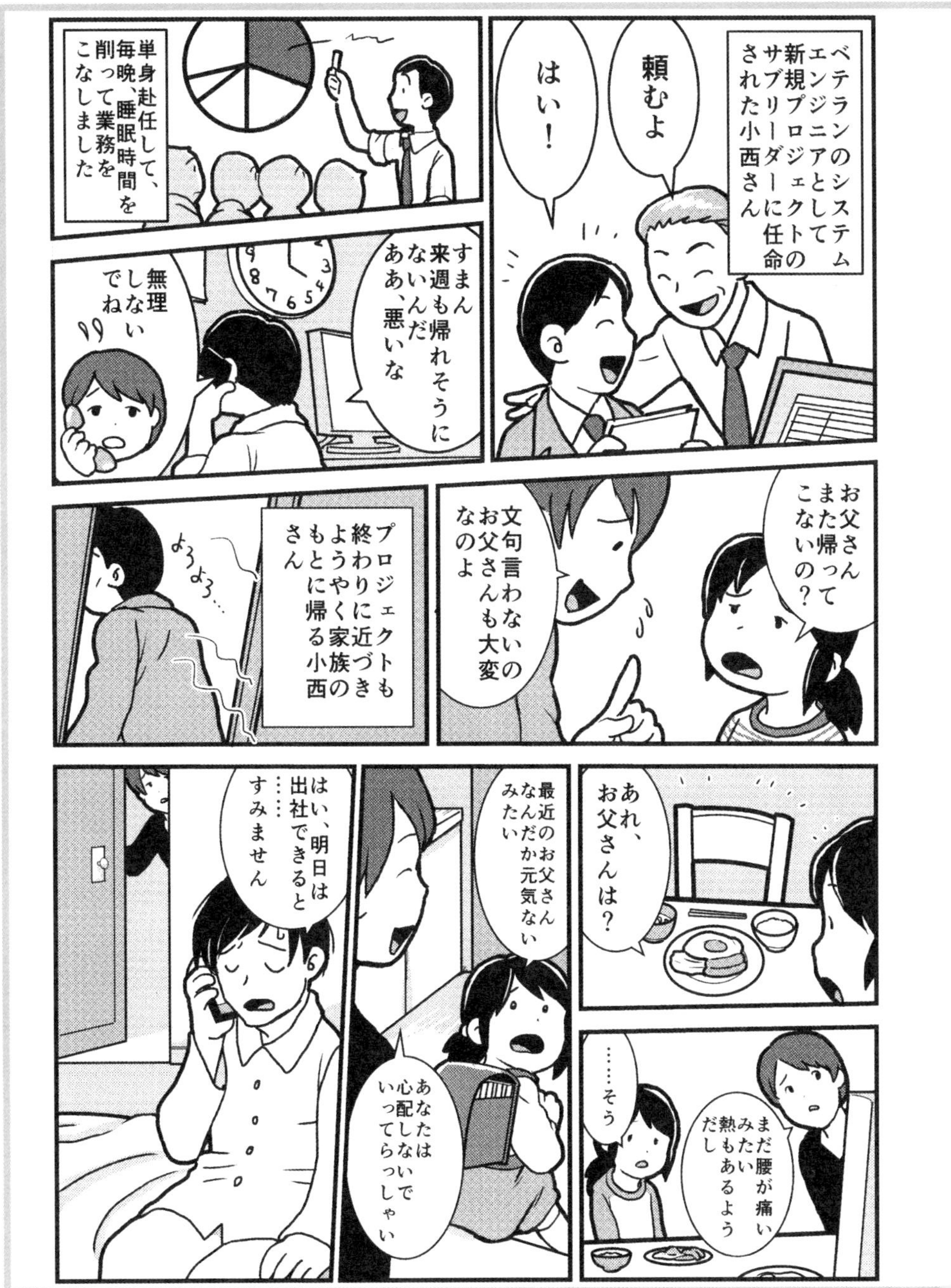
ベテランのシステムエンジニアとして新規プロジェクトのサブリーダーに任命された小西さん
頼むよ
はい！
単身赴任して、毎晩、睡眠時間を削って業務をこなしました
すまん来週も帰れそうにないんだ ああ、悪いな
無理しないでね
お父さんまた帰ってこないの？
文句言わないのお父さんも大変なのよ
プロジェクトも終わりに近づきようやく家族のもとに帰る小西さん
よろよろ…
あれ、お父さんは？
まだ腰が痛いみたい熱もあるようだし
……そう
最近のお父さんなんだか元気ないみたい
あなたは心配しないでいってらっしゃい
はい、明日は出社できると……すみません

背景

当初は医療機関の受診をためらっていた小西さんでしたが、このままでは何も解決しないまま時間が経過してしまうだけだと思い直し、思い切って心療内科を受診しました。

その結果、医師からはうつ病と診断され、休職して当面は投薬治療を行いながら自宅で療養することを勧められました。この病気が本当に治って、また会社に戻れる状態になるのか、これからのことを考えると頭が一杯で不安になりました。その一方で、自分の状態が病気によるものだとわかって、どこかホッとしている小西さんでした。

こんなときのQ&A

Q. うつ病は本当に治りますか？
再発のリスクは？

A. 薬物療法などの治療の進歩により、大半のうつ病は治るようになりました。しかし、うつ病は再発しやすい病気です。

復職後の再休職率は、60％と言われています。再発を繰り返せば繰り返すほど、再発率は高くなるとも言われていますから、再発予防に努めることが非常に重要となります。

（うつと仕事のQ＆A⑯より一部改変）

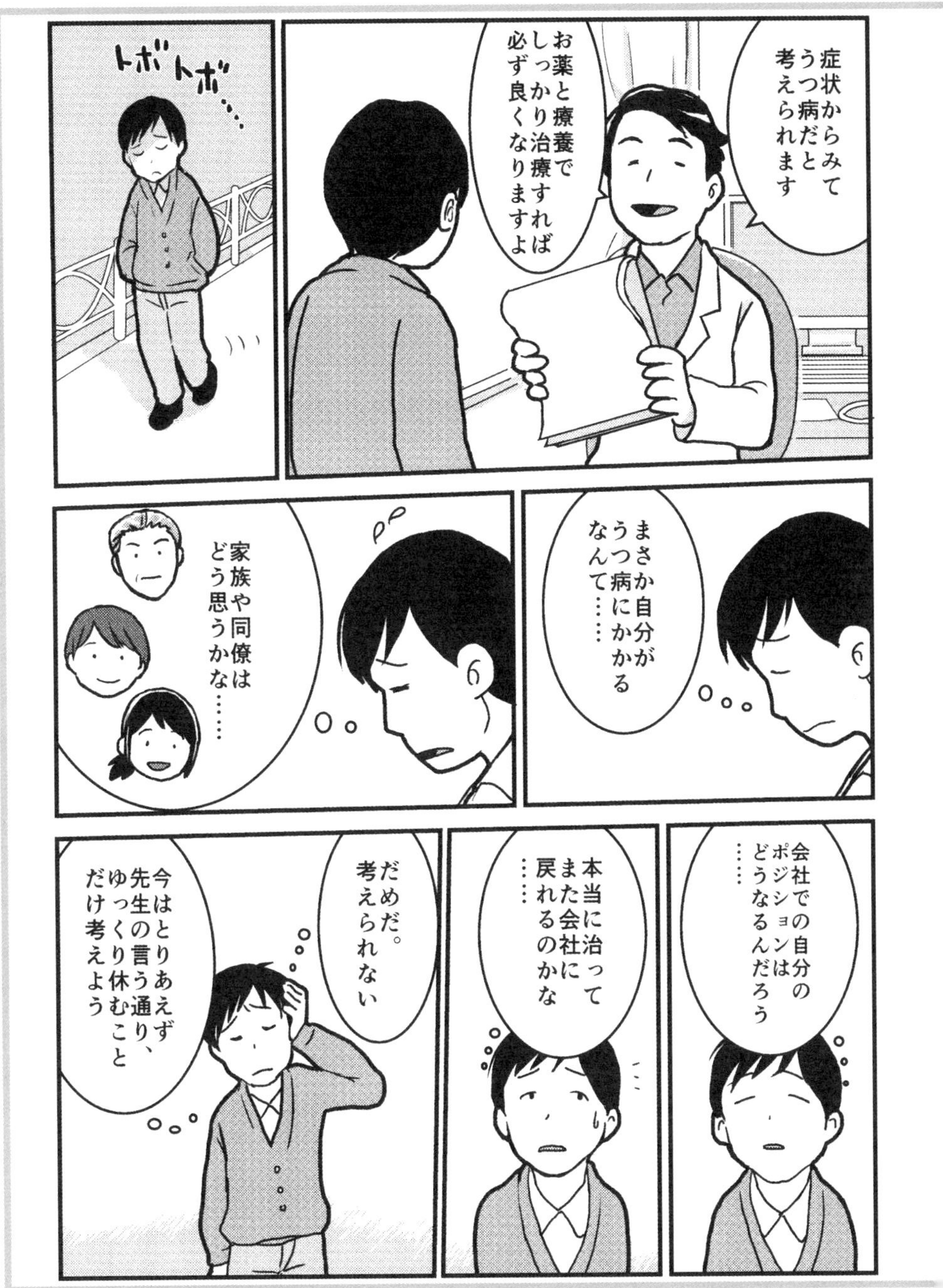
症状からみて うつ病だと 考えられます
お薬と療養で しっかり治療すれば 必ず良くなりますよ
トボトボ……
まさか自分が うつ病にかかる なんて……
家族や同僚は どう思うかな……
会社での自分の ポジションは どうなるんだろう……
本当に治って また会社に 戻れるのかな……
だめだ。考えられない
今はとりあえず 先生の言う通り、ゆっくり休むこと だけ考えよう

背景

少し良くなったり、また悪くなったり、一進一退を繰り返しながら、徐々に気持ち・体力が上向いてきたところで、主治医の指示で図書館通いを始めました。少しずつ通う日を増やしていき、ほぼ毎日通えるようになりました。体調を崩した当初から考えると劇的な変化でした。気分や体調については随時主治医に報告して、主治医からのアドバイスはいつも心の支えになっていました。

そして何よりも家族があたたかい目で見守ってくれていることに気づき、周りで支えてくれる人たちのありがたみを感じる良い機会になりました。

こんなときのQ&A

Q. どれくらい回復したら仕事に復帰できますか?

A. 仕事も病気も人それぞれですので、「休職期間はこのくらいがめど」と一概には言えません。治療計画についてできるだけ詳しく主治医に相談し、意見を聞くとよいでしょう。

復職直後は頑張ってしまいがちですが、少しずつ仕事量を増やすような配慮がしてもらえるとよいと思います。その際、産業医・産業看護職がいたら仲介に入ってもらうとよいでしょう。復職当初は復職プログラムで時短勤務から開始する会社もあります。

(うつと仕事のQ&A 58 より一部改変)

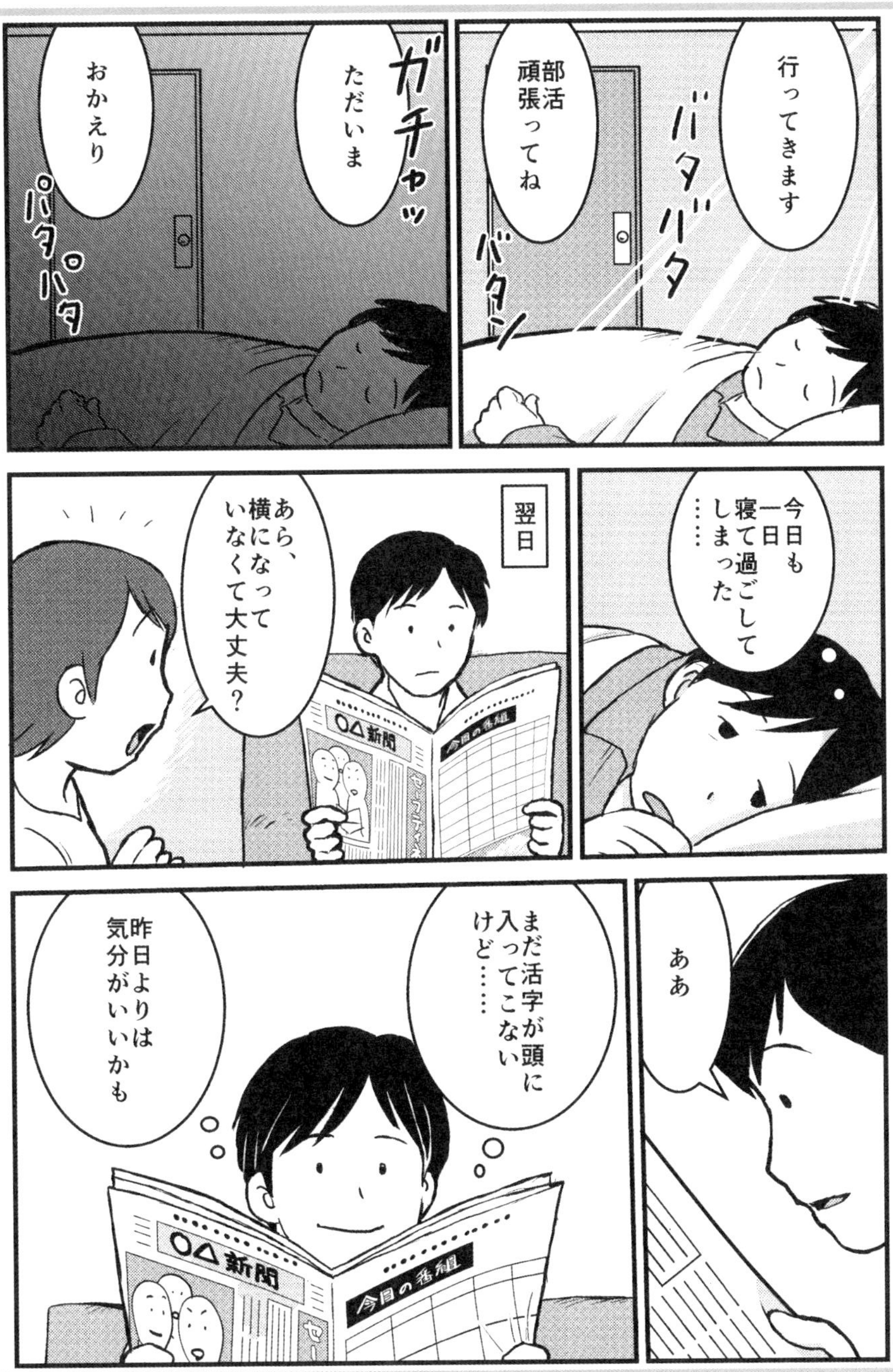
行ってきます
バタバタ
部活頑張ってね
バタン
ガチャッ
ただいま
おかえり
パタパタ
今日も一日寝て過ごしてしまった……
翌日
あら、横になっていなくて大丈夫?
○△新聞
今日の番組
ああ
まだ活字が頭に入ってこないけど……
昨日よりは気分がいいかも
○△新聞
今日の番組

背景

主治医の勧めでリワークプログラムに参加し始めた小西さん。順調に回復しているように見えましたが、プログラムのレベルが上がった時期に数日間休んでしまいました。主治医やスタッフと相談し、自分の気持ちと体調面を見極めつつプログラムをゆっくりとこなすことにしました。その後、投薬治療とリワークプログラムの効果が現れ徐々に回復し、リワークプログラムへの参加から8カ月後には気分・体調面も安定し、自分自身でも復職できる自信を持てるようになりました。

リワークも終盤となり、主治医・スタッフと相談し、復職の最終準備を行いました。最終的に主治医から復職可能との診断を得て、会社の上長・産業医との面談の結果、復職が決まりました。

こんなときのQ＆A

Q. 再発は、いつ、どのように、どのくらいの割合で起こることが多いでしょうか？

A. 再発するときは、初めに発症したときと同じような症状が現れることが多いといわれています。1年以内で4～5割、一生のうちには9割程度の方が再発するという海外のデータがあります。

ただし、再発しても、早めに症状悪化に気づき、主治医に相談して適切な薬物調整を行ったり、職場の産業医や人事、上司に相談して可能な限り環境調整などを行ったりすることで、退職せずに働き続けることができる方も多くいます。

（うつと仕事のQ＆A 94 より一部改変）

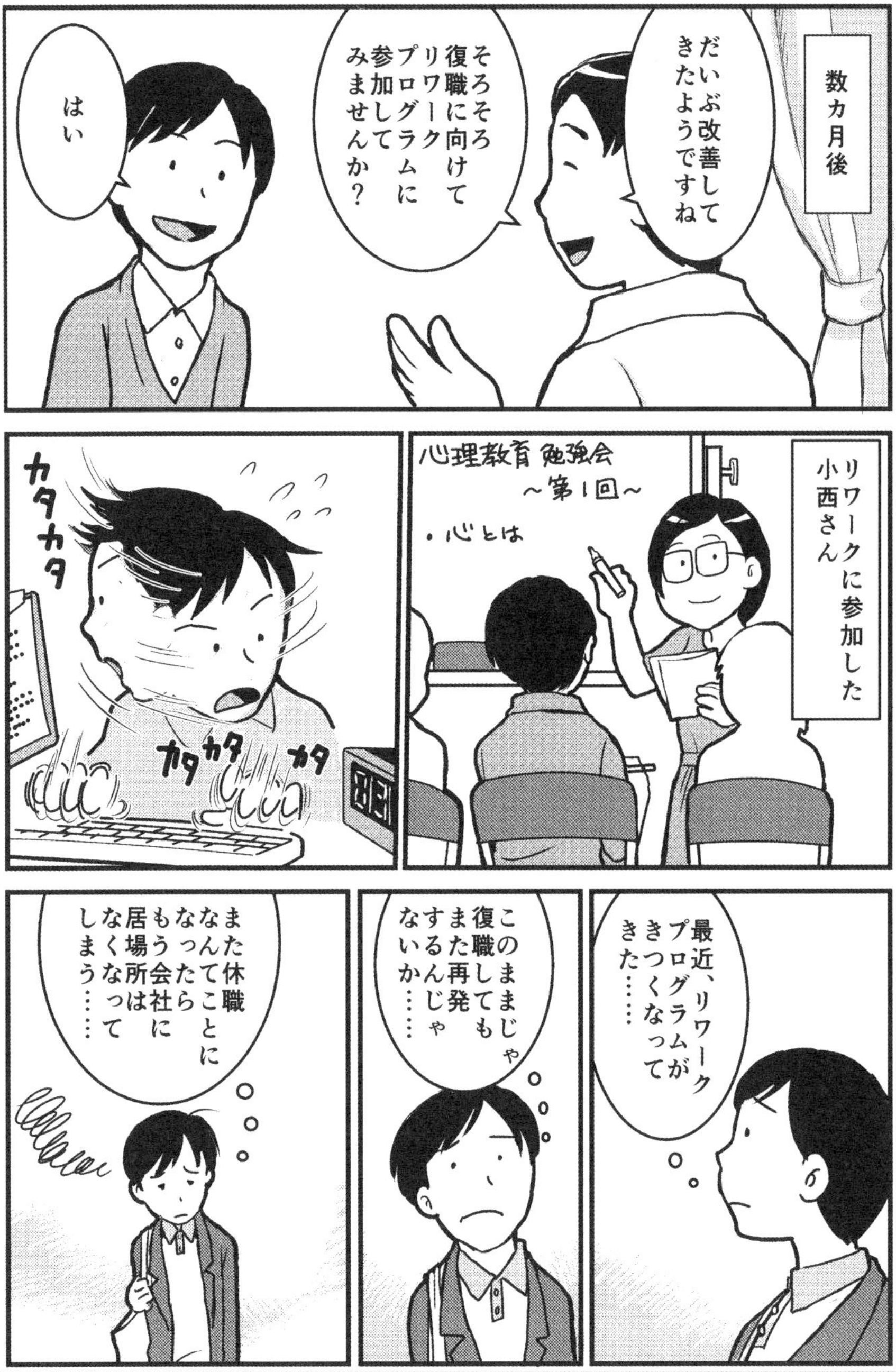
数カ月後
だいぶ改善してきたようですね
そろそろ復職に向けてリワークプログラムに参加してみませんか？
はい
リワークに参加した小西さん
心理教育 勉強会 〜第1回〜
・心とは
カタカタ
カタカタ
カタ
最近、リワークプログラムがきつくなってきた……
このままじゃ復職してもまた再発するんじゃないか……
また休職なんてことになったらもう会社に居場所はなくなってしまう……

背景

復職当初はすぐに休職前の感覚が戻りましたが、上長の配慮や同僚が忙しく業務を行っている中で定時退社することに心苦しさを感じ、周囲からどう思われているか気になり始めました。

半年後には再び発熱・下痢・腰痛などの症状が出て会社を休む日が増え、周囲に迷惑をかけているという罪悪感が精神的負担となって体調が悪化する悪循環に陥りました。結局、休職状態となり、再発に至りました。

それまでリワークプログラムの受講や自己分析で再発防止策を立て、通院・服薬を続けていたのに再発したことに、小西さんは大きなショックを受けました。ひとまず主治医と相談し、体調面を立て直すことにしました。うつ病の再発しやすさを実感するとともに、もう一度自分のペースで治療していくことになりました。

こんなときのQ&A

Q. 再発・再休職してしまいました。今度はどのように治療をすればよいですか？

A. まず、症状を緩和させることが最優先だと思います。主治医とよく相談をして、当面の治療計画を立てましょう。症状が落ち着いてきたら、なぜ再発をしたのか、再発を予防するにはどうすればよいのか、ということを考えてみましょう。

その際は、主治医やカウンセラーに相談したり、それまでのモニタリング内容などをもとに、過去すべての休職について自分の状態を振り返って分析してみると良いと思います。

（うつと仕事のQ＆A 118 より一部改変）

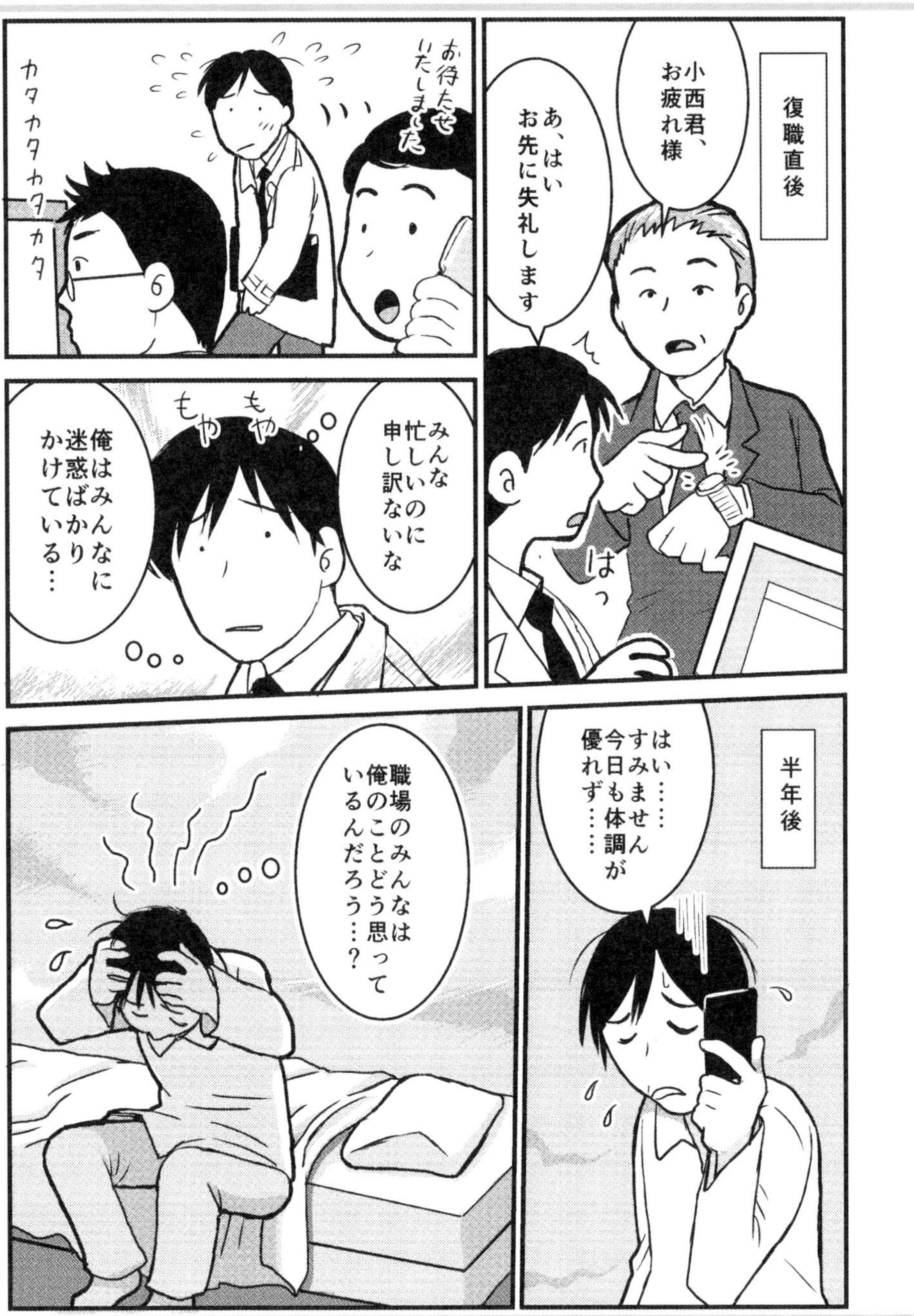
復職直後
小西君、お疲れ様
あ、はい お先に失礼します
はっ
お待たせいたしました
カタカタカタカタカタ
みんな忙しいのに申し訳ないな
もやもや
俺はみんなに迷惑ばかりかけている…
半年後
はい……すみません今日も体調が優れず……
職場のみんなは俺のことどう思っているんだろう…？

復職後

ケース解説

うつ病の身体症状

うつ病では漠然とした不安焦燥感からイライラすることもあります。また、不安がこうじればさまざまな身体の症状が出ます。人間の脳でストレスを受け取るのは扁桃体という場所と考えられています。扁桃体は不安の中枢と言われ、過剰なストレスがかかると扁桃体が興奮し、不安感が増すのです。同時に扁桃体のそばに位置する自律神経の中枢を刺激し、さまざまな身体の症状が出ます。自律神経は内臓の働きをコントロールする神経なので、動悸、発汗、息苦しさなどの自分ではコントロールできない症状を生じます。

扁桃体の神経伝達にはセロトニン神経が関与していますが、不安な状態が続くと、同じセロトニン神経が関与している脳の前頭葉も不調となり、意欲の低下やうつ気分などが出てきます。このように不安とうつ症状は関係が深く、ストレス➡不安の亢進➡うつ症状というように進んでいきます。したがって、身体の症状は初期の症状としてとても重要です。

病気の再発とストレス

病気が治ったと診断を受けてから、同じ症状が繰り返し出てくることがあります。これは病気の再発で、再発してしまうと再休職につながります。リワークプログラムに参加する人たちは再発を繰り返している人が多いのです。外国のデータですが、再発を繰り返すことと病気の回復度合いは関係していて、良くなっているほど再発が起こりにくいことがわかっています。また、再発を繰り返す場合には、その回数が多いほど、繰り返すまでの期間が短くなっていくことが観察されています。つまり、再発を繰り返すほど治りにくくなるといえます。

再発時の症状はそれまでの症状とよく似た症状が出ることが多いので、病気が始まったときの症状を思い出しておくと役に立ちます。また、再発はストレスとも関連しますが、再発を繰り返す場合には同じようなストレス状況で起こることが珍しくありません。つまり同様のストレスに反応する自分の要素がどこかにあるのです。ストレスは環境として影響を与えますが、その影響をキャッチして症状が出る自分がいると考えてください。

再発を防ぐには

再発時は同じような環境の変化の影響を受け、同じような症状が出ることが多く、ある環境の変化に弱いことがわかれば、その変化のあるタイミングで症状が出るか、モニターすることが大事です。例えば、冬になると気分がゆううつになる人もいれば、上司から叱責されるとゆううつな気分が出てくる人もいます。同じ症状が出るにしてもストレス要因は人によってそれぞれ異なります。そしてストレス要因は普通は1つではなくいくつかあるものです。その要因が複数重なった場合は特に注意が必要です。先に述べた心理療法の認知療法はこういう時に有効な手段です。また、ストレスがかかっても以前のように症状が出なくなってくれば、病気の本体は治りつつある、あるいは治った可能性が高くなりますので、医療者は薬を減らす目安と考えています。

休職期間

休職期間は、それぞれの会社で制度として決まっています。通常、休職となった時点で人事の担当者から休職制度と休職中の経済的保障に関する話があるので、聞いておきましょう。休職の診断書は、主治医が治療のために仕事を休ませる必要がある期間を明記した文書で、これが提出されると、通常、会社は休職させなければなりません。無理に社員を働かせると、会社は法的に窮地に立たされることになりますから、会社は社員を休ませる判断をします。一方、休職する社員は病気の治療に努めます。休職は特別の休暇ではなく、病気を治してまた会社で働くために仕事を免じられたのです。時々、「気分転換」などといって休職中に旅行する人がいますが、普段しないことをすると思わぬ疲労が残り、多くの場合は旅行後に疲労が出て病状は悪くなります。それでも調子が良い状態が続くのであれば、そもそも病気ではないか、あるいは病気はすでに治っているのです。すぐにでも働いて構わないと思います。

（五十嵐 良雄）

第1章　3人の物語

③水島《みずしま》　治《おさむ》　さんのケース

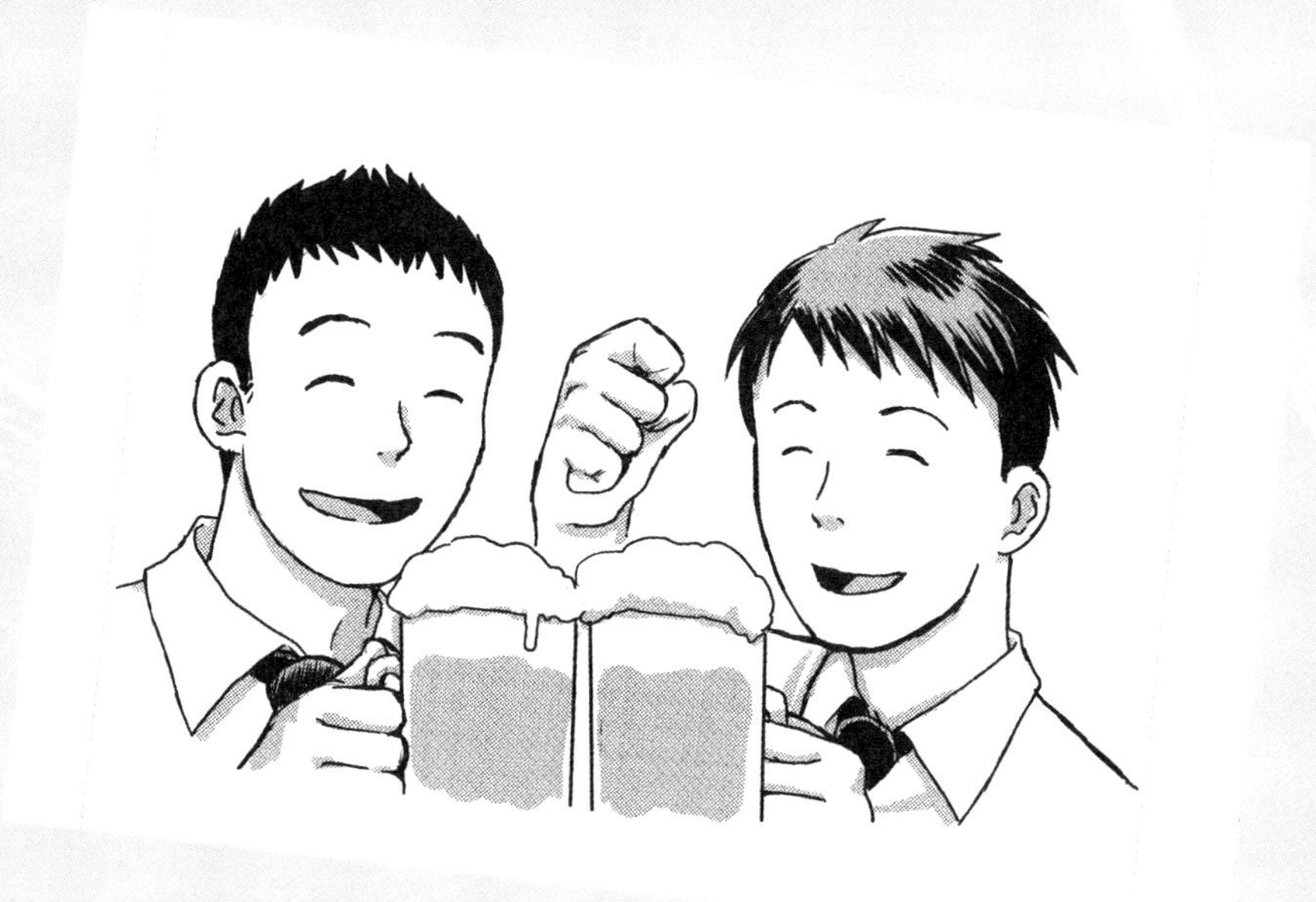

男性／20代
大手メーカー勤務
営業職

背景

入社以来、設計部で活躍していた水島さんは上司との反りが合わず、うつで休職した経験があります。その時は1カ月ほどで回復して復職することができましたが、復職後は自分の意に反して営業部へと配属になりました。以前と違って取引先の担当者と接する機会が多く、無茶な要求を飲まされたり、叱責を受けたりすることもたびたびでした。

ある日、必死の提案の甲斐もなく、他社に仕事を奪われてしまってからというもの、自分の能力不足を責め、大きな精神的ストレスを感じるようになりました。仕事の資料に目を通そうとしても内容がまったく理解できず、「また失敗するかも…」と恐怖感を抱きはじめました。再度休職したら社内評価が下がると思い、精神科の受診には抵抗を感じていましたが…。

こんなときのQ&A

Q. 心療内科、精神科に行くことに抵抗があります。どうしたらよいでしょうか?

A. 精神科にかかることを敷居が高いと感じるのは仕方のないことです。まだ世の中の偏見もあります。しかし、10年前、20年前と比べると、メンタルクリニックの数も増え、比較的軽い症状でも心療内科や精神科を受診し、早めに治療を受ける方が増えているようです。抗うつ薬を服用するなどの治療により、つらいうつ病の症状を緩和し、日常生活への支障を軽減することができます。

ご家族がいれば一緒に行ってもらうなど、気持ちの部分で楽になるように、考えてみましょう。

(うつと仕事のQ&A❹より一部改変)

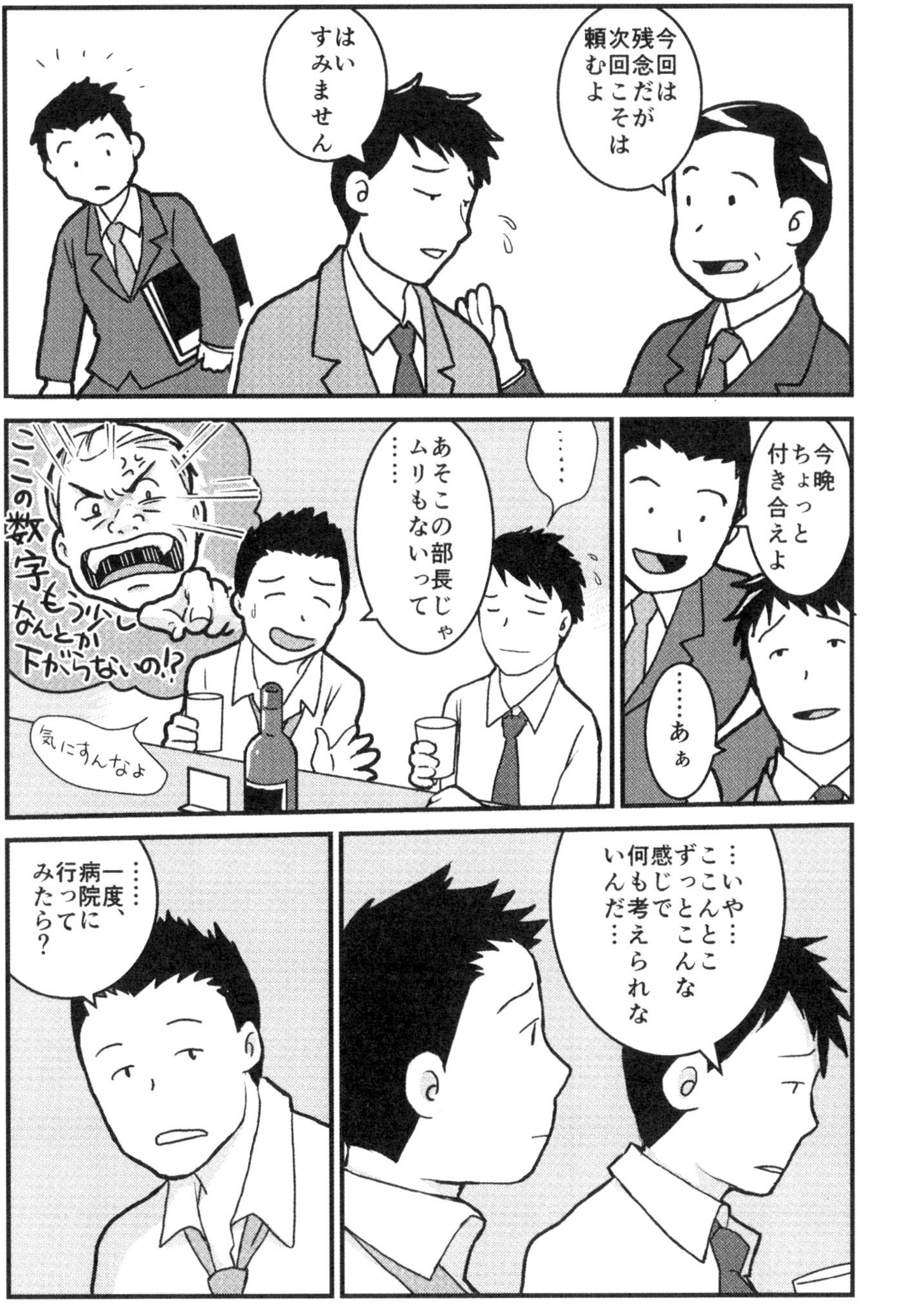
今回は残念だが次回こそは頼むよ
はい すみません
今晩ちょっと付き合えよ
……あぁ
……
あそこの部長じゃムリもないって……
ここの数字もう少しなんとか下がらないの!?
気にすんなよ
……いや……ここんとこずっとこんな感じで何も考えられないんだ……
……一度、病院に行ってみたら？

背景

やはり早めに治療を受けたほうが良いと思い直し、メンタルクリニックを受診しました。その結果、「抑うつ状態、適応障害」と診断されました。

休職はなんとか避けたかった水島さんは、一度は勤務継続を希望しました。でも、インターネットで見つけた『うつと仕事のQ＆A』を読んで、このまま勤務を継続したら、「症状が悪化した挙句に、また休職してしまうのでは…」と思うようになりました。

会社の産業医に相談してみたところ、休職して治療に専念してリワークプログラムを受けることを強く勧められたため、休職を開始しました。

こんなときのQ＆A

Q. うつ病の治療にはどのくらいの期間が必要ですか？ 休職期限を過ぎて失職しないか不安です。

A. うつ病の治療期間については、患者個々の症状や状態により異なります。「きちんと回復してから復職しないと再発する可能性が高まる」ということを理解することが大切です。休職期間を短くしても再発しては意味がありません。まずは会社に正確な休職期限を確認しましょう。

そして主治医とよく相談して、治療方針を確認し、疑問点があれば解決しておきましょう。

（うつと仕事のQ＆A⑬より一部改変）

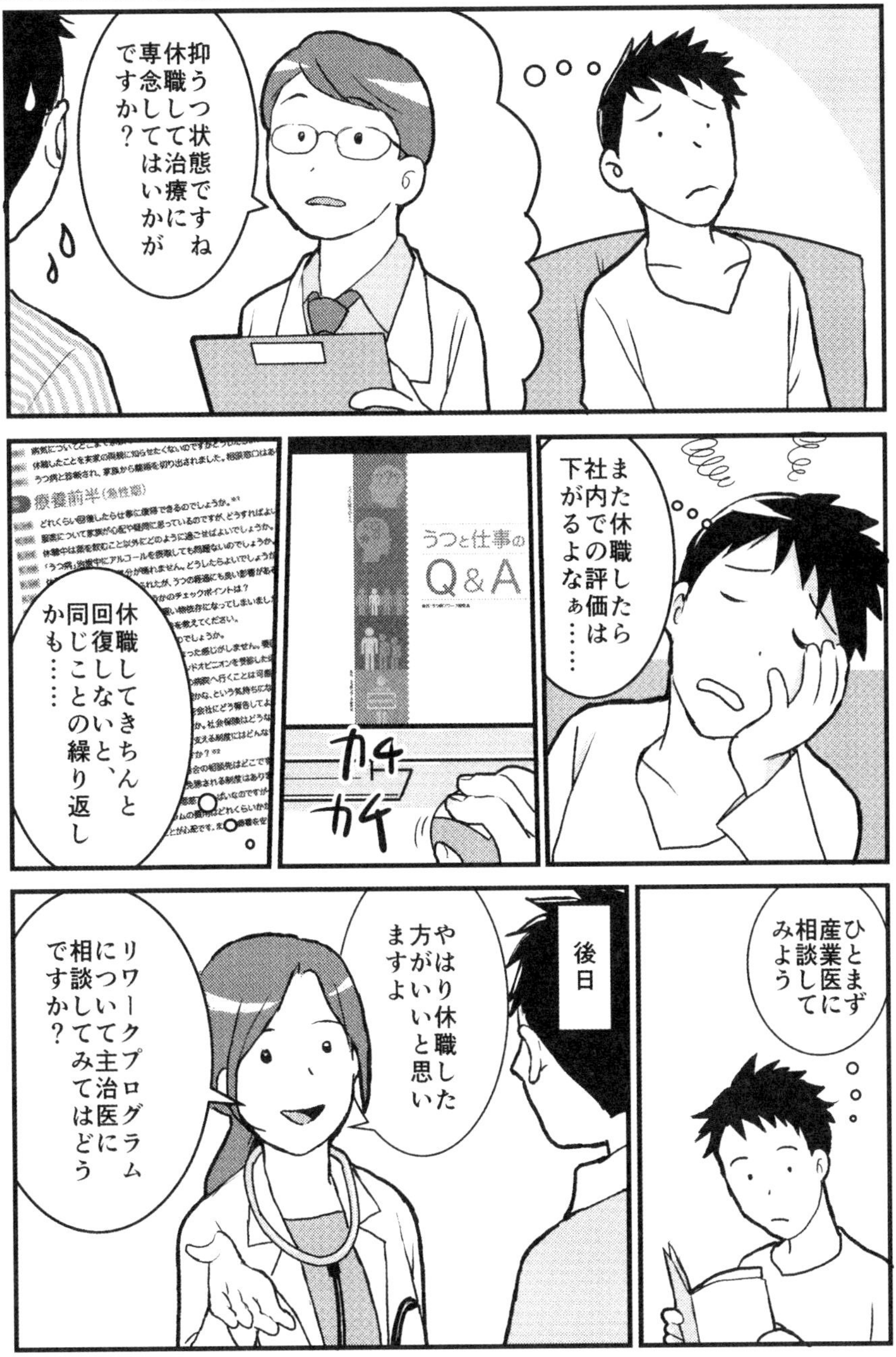
抑うつ状態ですね
休職して治療に専念してはいかがですか？
また休職したら社内での評価は下がるよなぁ……
うつと仕事のQ&A
カチ
カチ
療養前半（急性期）
休職してきちんと回復しないと、同じことの繰り返しかも……
ひとまず産業医に相談してみよう
後日
やはり休職した方がいいと思いますよ
リワークプログラムについて主治医に相談してみてはどうですか？

背景

休職を開始してしばらくの間は何もやる気がせず、寝てばかりの日々を過ごした水島さんです。主治医からは生活リズムを整えることの重要性と、休職中の過ごし方について注意を受けました。

規則正しい生活を維持するために行動記録をつけて自分の状態を振り返ることを心がけるようにしました。休職から2カ月後、まだ起床時間は一定しませんが、昼間は図書館やカフェに通って読書を続けられるようになりました。

主治医の判断でリワークプログラムを開始することになりました。

こんなときのQ&A

Q. 休職中はどのように過ごせばよいですか?

A. まず「生活リズムを整える」こと、その上で「自分の病気や治療に対する正しい知識を得る」こと、「自分の状態をつかみ体調管理出来るようにする」こと、があげられます。

あえて療養中にしてはいけないことをあげるとすれば、「治療や回復の妨げになる行為全般」となります。主治医の指示に反したり、自分の状態を正しく主治医に伝えなかったり、心身に負荷の高い行為や不健康な行いをしたりすることです。また服薬中はアルコールが薬の効果に影響することがあるので飲酒は控えた方が良いでしょう。

(うつと仕事のQ&A 60 より一部改変)

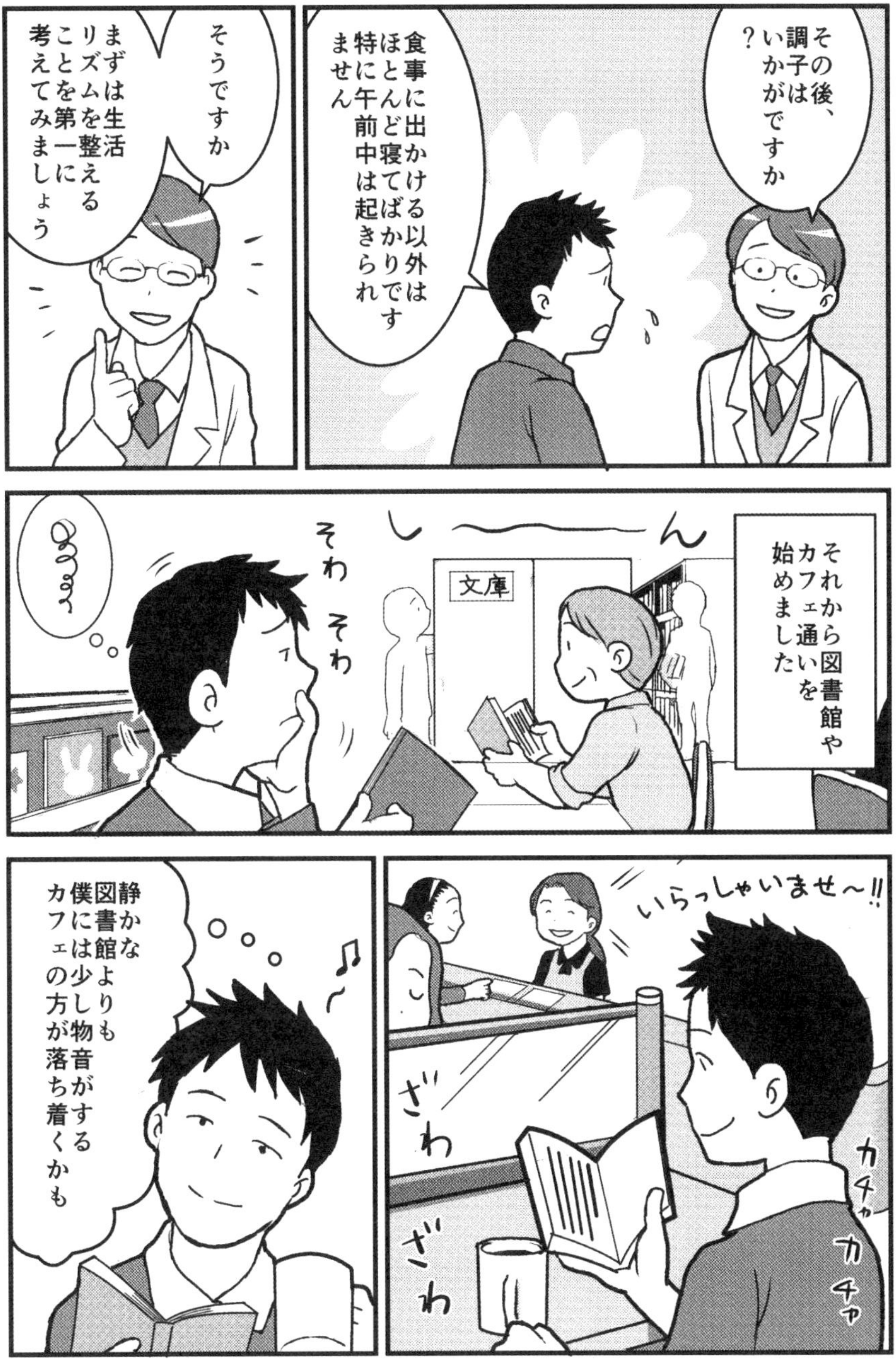
その後、調子はいかがですか？
食事に出かける以外はほとんど寝てばかりです特に午前中は起きられません
そうですか
まずは生活リズムを整えることを第一に考えてみましょう
それから図書館やカフェ通いを始めました
し〜〜〜ん
そわ そわ
文庫
いらっしゃいませ〜!!
ざわ ざわ
カチャ カチャ
静かな図書館よりも僕には少し物音がするカフェの方が落ち着くかも

背景

当初、リワークプログラムに不安を感じていた水島さんでしたが、次第に仲間もできて生活リズムも整ってきました。そこで学んだ「認知行動療法」を使うことで、以前のように感情の浮き沈みを引きずることも少なくなりました。

順調に進んで復職が近づいてくると、職場の上司や同僚、部下にどのように自分の状態を説明すればよいか気になってきました。

そこで、職場に連絡して面談し、自分の現在の状態やできること・できないことについて、事前に作成した資料を見せながら上司、人事部に説明しました。その際、仕事の進捗状況を聞くことができたので、自分にどんなことができるかを考え、スムーズな復職を心掛けました。病院や産業医、人事部のサポートもあって復職する日も決まりました。

こんなときのQ&A

Q. 自分の病気を職場のメンバーに説明をするときの注意点は?

A. 病状や今後の治療の見通しを説明する際には、できるだけ冷静な説明をこころがけましょう。

長期的に職場を離れざるを得ない場合、自分がいなくても部署がまわるように配慮をすることと、必要な情報がすぐに探せるよう準備してあげることが大切でしょう。

自分の今の状態で、何ができて、何ができないか、どのような配慮をしてもらえるとみんなと同じように（あるいは近い状態で）働くことが可能かを説明できるように、自分の状況をきちんと言葉で説明できるように準備しましょう。

（うつと仕事のQ&A 96 より一部改変）

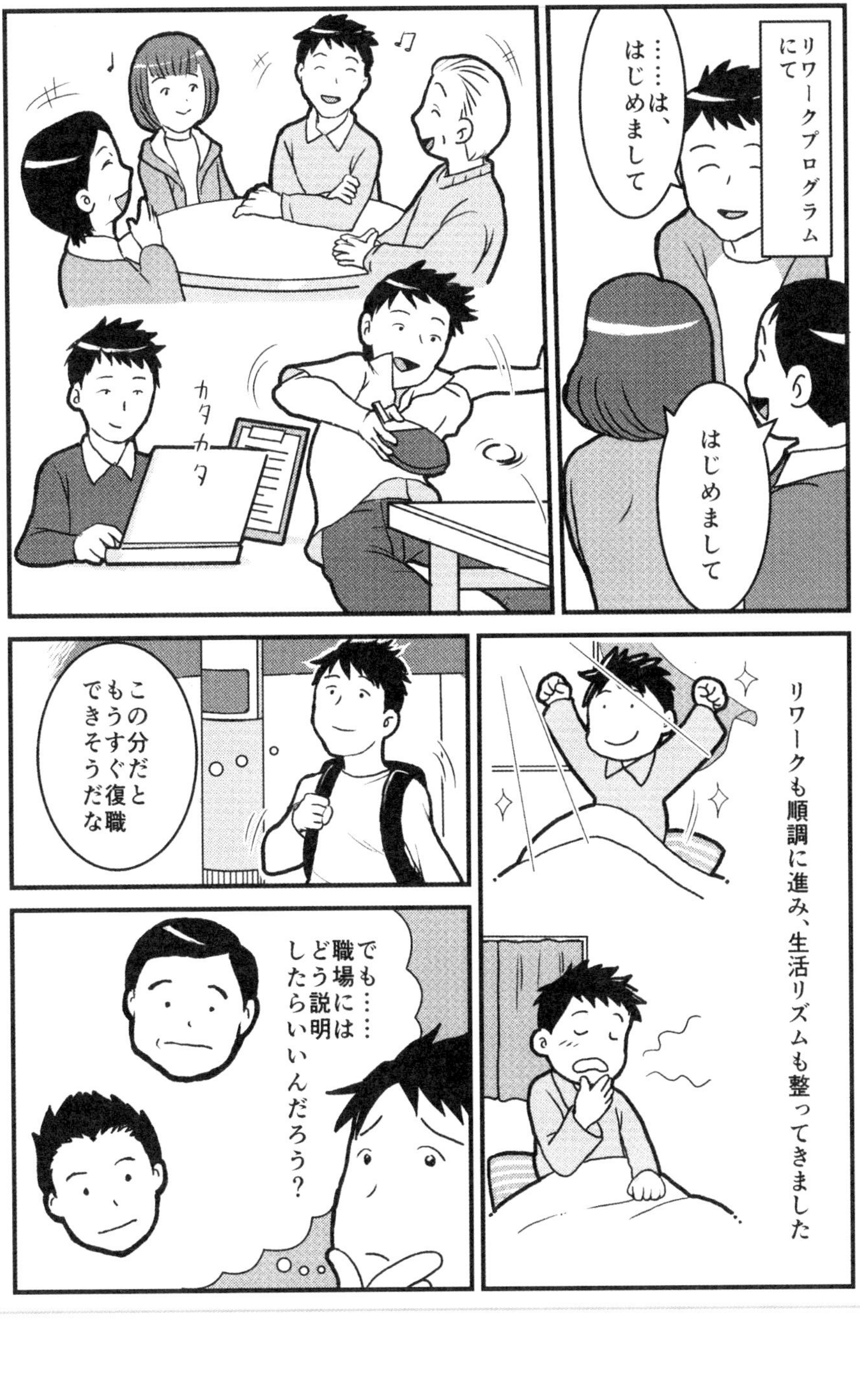
リワークプログラムにて
……は、はじめまして
はじめまして
カタカタ
リワークも順調に進み、生活リズムも整ってきました
この分だともうすぐ復職できそうだな
でも……職場にはどう説明したらいいんだろう？

背景

無事に復職を果たすことができましたが、職場全体にはまだ「うつ＝気合が足りない／甘え／怠け者」というイメージがあり、上司からは接しづらいイメージを抱かれ、同僚からは冷たい対応をされてしまった水島さんでした。職場に居場所がなく孤独を感じ、誰とも話すことができませんでした。

まずは、慣れるために少しずつ自分のペースで仕事にのぞみ、周りの人と比較しないよう意識して、できることを無理のない範囲で行いました。分らないことは周りに質問して、自分の作業が終わったら周りの手伝いをするなど、徐々に周囲との連携がとれるようになってきました。現在、人事部や産業医、産業看護師に定期的に面談してサポートを受けながら、回復を実感できるようになってきた水島さんです。

こんなときのQ&A

Q. 仕事関係の人たちは「うつ＝気合が足りない／甘え／怠け者／さぼり」等というイメージをもっているようです。そうではないことをうまく伝える方法はありますか？

A. 身近にうつ病を経験した人がいない人は、いまだに「うつ病＝気合が足りない／甘え／怠け／さぼり」と思い込んでいることも少なくありません。しかし、うつ病はしっかりと治す必要がある治せる病気であり、誰でもかかりうる病気です。

あなたが働く姿を見ることによって、周囲のうつに対するイメージは徐々に変化して、うつになっても充実した暮らしが可能であることに、いずれ気づくことでしょう。

（うつと仕事のQ&A 119 より一部改変）

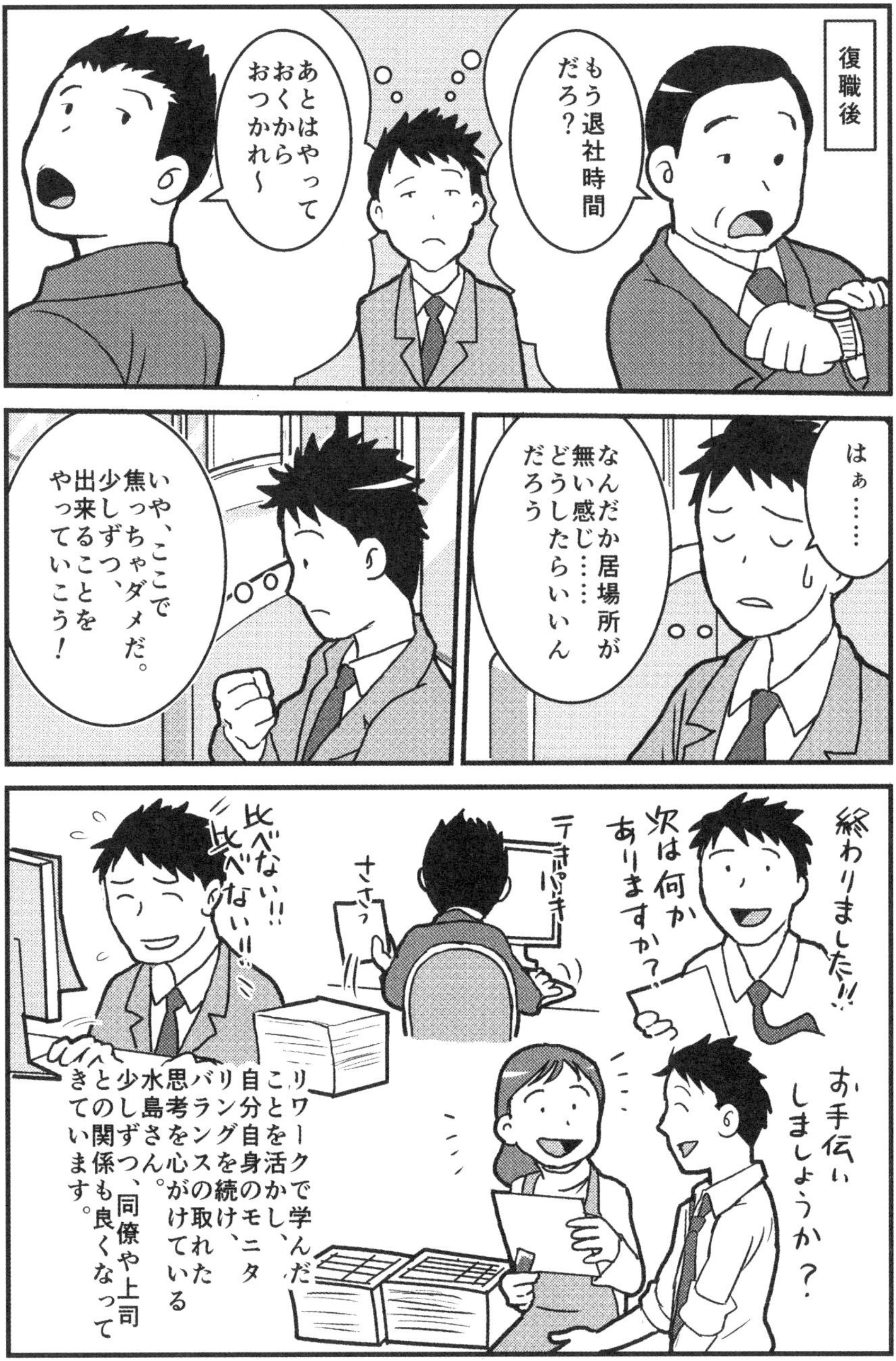
復職後
もう退社時間だろ？
あとはやっておくからおつかれ〜
はぁ……
なんだか居場所が無い感じ……どうしたらいいんだろう
いや、ここで焦っちゃダメだ。少しずつ、出来ることをやっていこう！
終わりました!!
次は何かありますか？
テキパキ
さささっ
比べない!! 比べない!!
お手伝いしましょうか？
リワークで学んだことを活かし、自分自身のモニタリングを続け、バランスの取れた思考を心がけている水島さん。少しずつ、同僚や上司との関係も良くなってきています。

ケース解説

職場の人間関係

働いている方がうつ病になって休職する要因として一番にあげられているものは、職場の人間関係です。とりわけ上司ばかりでなく、取引先の担当者との対人関係もストレス要因となります。現在の日本の会社は昔に比べて業務量が多くなってきています。加えて顧客には過剰なくらいの配慮をしますので、社員はその要望に応えようと夜遅くまで残業するなど、ストレスフルな状況にさらされます。少なくともテンションを上げて仕事をしなければなりませんし、場合によっては軽い躁状態が出ることもあります。そしてテンションを上げた後に良い評価が出ればよいのですが、評価されないと一気にうつ状態へと落ち込んでいくことがあります。このように職場の人間関係が一番の要因といっても、その背景には現代の日本の働き方や労働習慣なども密接に関わっていると考えられ、根深い課題であると思われます。

行動記録

規則正しい生活リズムを取り戻すことが、休職したらまず取り組むべき課題だと説明しました。そのために「リワークプログラム」では毎日の行動を記録するように指導しています。

それまではひょっとしてやりすぎていたこともあるかもしれません。記録をつけていると毎日の気分のレベルもいろいろなことで変化することに気がつくでしょう。

認知行動療法

人間はありのままの世界を観ているのではなく、自分なりにその一部を抽出し、その人なりに解釈して、目の前の世界を「認知」していると考えられているのです。そのために「認知」には個人差があり、カメラで撮った写真のように誰でも同じように見えているのではないと考えられています。つまり、人の思考パターンはその人ごとに決まった型があり、うつ病になりやすい人の思考パターンも知られています。そのため、思い込みや拡大解釈などをした結果、さまざまな嫌な気分（怒り、悲しみ、混乱、抑うつ）が生じてくると考えられています。認知療法では不快な気分や不適切な行動の背景として「その人の考え方」つまり「認知」に着目します。この不都合な認知や気分の流れを紙などに書いて把握することにより、別の考え方をするように訓練すれば、嫌な気分にならないですむという原則を用いた治療法です。

治療の期間

通常は治療には月単位の時間がかかります。厄介なことに、症状がなくなったからといって、脳のレベルで治っているかどうかは、ストレスに再びさらされてみないとわかりません。このため、症状が消えた後の経過がよくても、薬物療法は通常1年程度は続けます。安定した状態が続くと薬が徐々に減り、病状が安定しているとさらに薬が少なくなって、いずれ薬がなくなる時が来ます。薬を飲んでいなくて、普通のストレスがかかっていても安定した状態が続けば病気は治っていることになります。これを「治癒」といいます。その間にうつ状態が出てくる時がありますが、その場合は薬の効果で症状が安定していただけで、まだ病気が治っていなかったと判断しますので、薬の量は元に戻して治療を続けることになります。

職場での理解

以前に比べると、うつ病が誰でもかかりうる病気であることは社会の中で知られてきています。しかし残念なことですが、「気合が足りない」「怠けている」「甘えている」というように受け取られることもあり、偏見や間違った理解がまだ完全に払しょくされたわけではありません。会社内にいる産業医や産業保健スタッフはいわばメンタルヘルスに関わる重要な人です。まずはそのような専門職の人たちに自分の状態を伝えて理解を得ておくことが大事です。その上で、職場の適切な人に困りごとを聞いてもらいます。場合によっては人事や労務担当者に話をしてもらうことが必要な場合もあります。

（五十嵐 良雄）

第2章 働く人のメンタルヘルスと リワーク解説

Webコンテンツ

『うつと仕事のQ&A』紹介

メディカルケア虎ノ門　クラブリワークカレッジ
「うつと仕事のQ＆A」担当　Y．D．

２０１４年、とあるセミナーで国立がん研究センターが「がんと仕事のQ＆A」*1というガイドブックを作っていることを知りました。これは、がん患者がどうやって仕事と治療の両立を図るかを支援するための取り組みです。「同じようなガイドブックがうつでも可能ではないか？」と思い立ち、五十嵐先生に相談したところから話は始まりました。五十嵐先生からは、「面白い企画ですね」と関心を持ってもらったのは良いのですが、さすがに一人でやることは難しいとひるんでいました。そこで、メディカルケア虎ノ門のリワークプログラム（うつ病から復職するために行うリハビリプログラム）の卒業生有志で構成されている「クラブリワークカレッジ」のメンバーであれば、うつ病のことも、患者の立場も十分に理解しているということで協力をお願いし、クラブリワークカレッジ*2を中心に「うつと仕事のQ＆A」のガイドブッ

*1　https://ganjoho.jp/public/support/work/qa/
*2　メディカルケア虎ノ門のリワーク・カレッジ®卒業生が自主的に立ち上げた集いのこと。２００６年から年に2回程度集まって交流を行っている。毎回、20～30名程度が集まっている。

ク制作を始めることにしました。

クラブリワークカレッジの集い等でボランティアを募り、10人ほどの協力者（コアメンバー）を得て企画がスタートしました。主にメーリングリスト上での意見交換を通じて方向性を探りながら、時には実際に集まって話し合いを行いました。患者の意見の反映方法や、著作権の問題などもあり、さまざまな工夫と手続きが必要でした。まずは、「がんと仕事のＱ＆Ａ」を主宰された高橋都先生のご了承をいただく必要がありました。さらに大きな課題は「がんと仕事のＱ＆Ａ」と同じような設問もあればうつ独特の症状もあるということでした。そのため、クラブリワークカレッジおよびリワークプログラムを受けているメンバーからも、Ｑ＆Ａを募集しました。中には、Ｑだけ、という方もいて、その場合にはコアメンバーで話し合って回答を作成して、Ｑ＆Ａを作りました。そのようにして独自の「うつと仕事のＱ＆Ａ」となるように仕上げました。最終案は、医学的見地からのチェックもメディカルケア虎ノ門にしてもらいました。

作成の過程においては、当時、通院中で苦しんでいる患者や治療完了後に再発した人など、多くの方にご協力をいただいて、意見を集約しました。のべ数百人のうつ病の当事者が関わったと推定されます。構想から約２年かかりましたが、患者の、患者による、患者のための冊子となるように努めました。

「うつと仕事のQ＆A」（図1）は２０１５年12月に、メディカルケア虎ノ門のリワーク10周年記念会で発表され、冊子の配布とインターネット上での公開が始まりました。印刷された冊子だけでなく、インターネット上でも閲覧したり、ダウンロードしたりすることができます。文字認識もできるため、キーワード検索も可能です。メンタルヘルスで苦しんでいる方、その関係の皆様や官公庁や一般企業の皆様にもご周知いただいて、ご活用いただければ幸いです。

　この「うつと仕事のQ＆A」は下記のサイトで公開されています。参照してください。

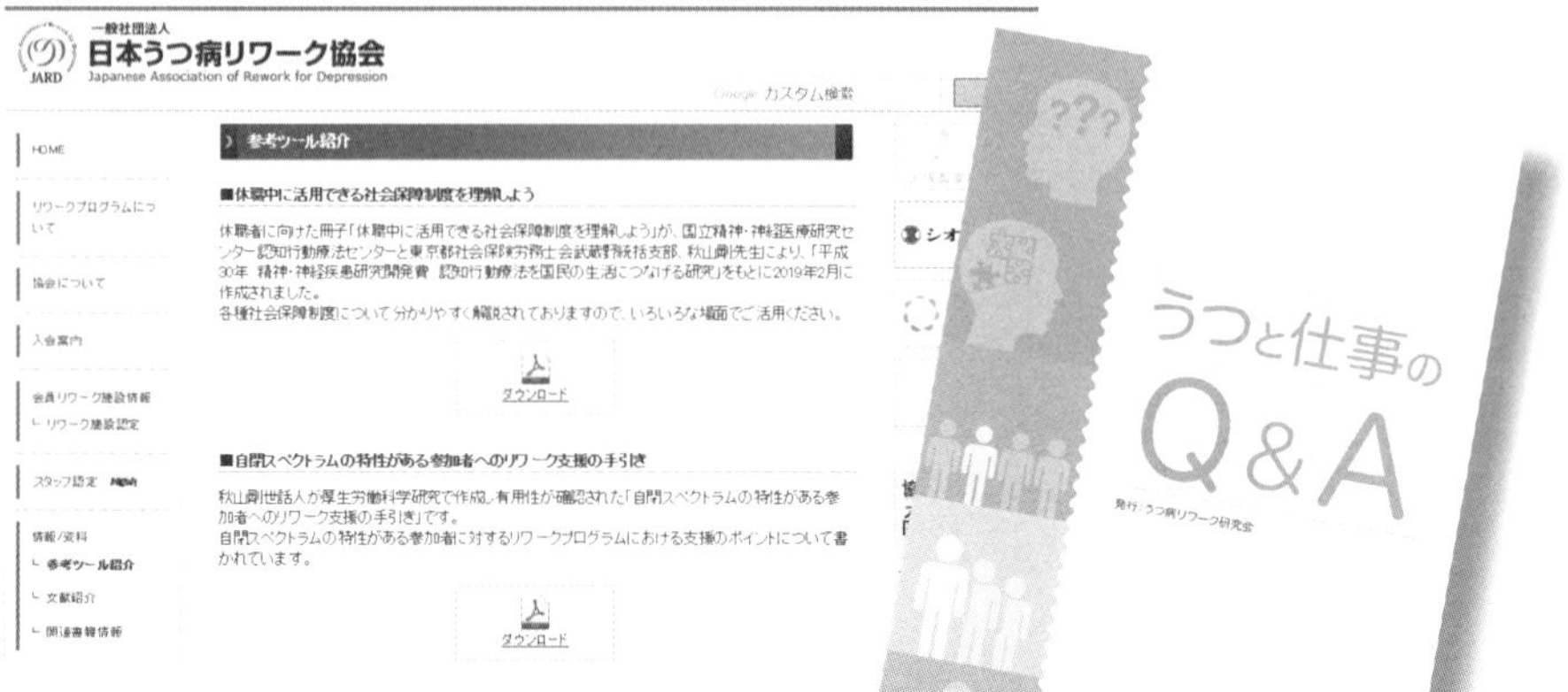

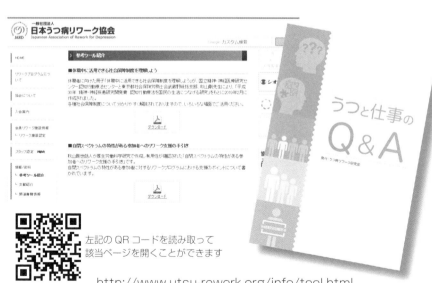

左記の QR コードを読み取って
該当ページを開くことができます

http://www.utsu-rework.org/info/tool.html

図 1　「うつと仕事の Q&A」

解　説

働く人のメンタルヘルスについて

一般社団法人東京リワーク研究所
所長　五十嵐 良雄

1．働き方とメンタルヘルス

働き方は時代とともに変わっていきます。私が医師として働くようになって40年以上が過ぎましたが、昔は土曜も働いていました。月のうち毎週１回は平日の当直があり、その翌日は朝から外来があって、月に１～２回の土日の当直もありました。もちろん定時に仕事が終わることなどなかったのです。時間外の残業時間でいえば、月当たり２００時間近くになります。それでも若い医者の働き方はそんなものが普通でした。ビジネスマンも、平日残業に土曜出勤を加えて、１００時間程度の残業は普通の働き方だったと思います。今ならば労災レベルの働き方といえるでしょう。

その当時も今ほど多くはありませんでしたが、うつ病や躁うつ病の患者さんは外来に来ていました。多くは中年以降の方で、若い人の「うつ」は少なかったのです。病型でいうと、今でいう定型うつ病、内因性の気分障害でした。それがいつの頃からか変わってきました。20、30歳代の人たちの「うつ」が増えてきて、気分障害、とくに軽躁状態を伴う双極Ⅱ型障害が増えてきたのです。当時の精神科医は「軽躁」を知ってはいましたが、今ほど問題になるとは考えていませんでした。政府の患者統計である患者調査では、気分障害が２０００年頃を境に2倍以上となり、急激な増加を示しています（図2）。それにつれて20～40歳代の働き盛りの「うつ」を診ることがとても多くなりました。それからすでに20年が経った今でも、その傾向は続いています。

2．会社や社会の変化

働き方でいえば、40年前には窓際族のおじさんがどこの職場にもいましたが、彼らの仕事は今や派遣社員にとって代わられ、日本の窓際族は消滅しました。窓際族とは主に定年前の社員で、出社はするものの、自分の仕事はさっさと終わらせ、囲碁や将棋にいそしみ、新聞を隅から隅まで読んで日がな1日を過ご

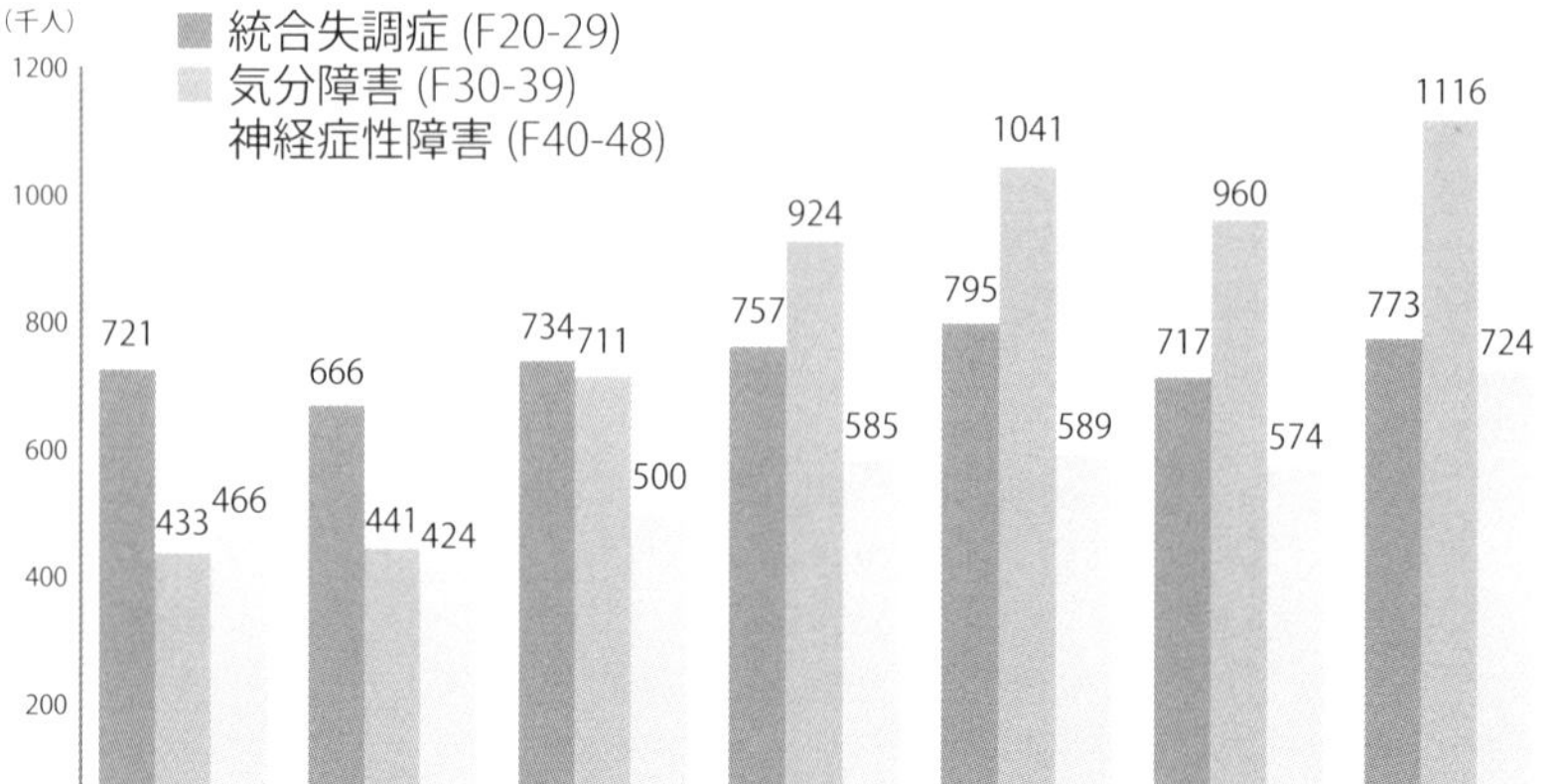

出典：厚生労働省患者調査　総患者数（傷病基本分類別）

図2　精神疾患患者数の推移

し、退社時間が来るとみんなで一杯飲みにいく人々でした。その頃は会社にも余裕があったのです。もちろん今のPCなどはありませんでしたので情報はテレビとラジオから、電話には受話器というのがあり、本体に電話線でつながっていました。無線技術は今からみると子どもだましのようなものでした。社会はのんびりしていて、余裕があったのです。

そういう時代に私たちがうつ病の人たちを診る時に注意したのは、食事をしなくなる時と自殺でした。ゆううつになるとともに食欲も極端に落ちて水分も摂らなくなり、生命に危険が迫ります。また、遺書をしたためて家人が寝ている深夜早朝に自殺を図るのです。家から出て外での自殺も多かったのです。精神科医のうつ病の治療のポイントはその２点を見極めて入院をさせ、危ない時期を乗り越えることです。その時期を過ぎると徐々に回復し、抗うつ薬の効果も加わってどんどん回復していきます。それらの危険がないと判断すれば、外来で自宅療養と薬物療法で治療できます。

そのように治療が進み症状が回復した人を復職させると、会社の人事担当者はとりあえず安全を考えて窓際族のグループに入れました。そこで一定の年月を経て本来の職務能力が戻っていると判断すると、部署を異動して一線の職場に戻していったのです。今から20年くらい前になりますが、うつ病で入院させて治療した患者が10年位経って県職員の部長職となっているのを知って嬉しかった記憶がありますｃ 彼も退院後には窓際族の集まる職場で閑職を与えられうつ病の回復を果たしたのち、忙しい部署へと異動し出世を果たしていったものと思われます。

50歳代の患者さんに聞くと、自分の若い時と比較して一人当たりの業務量がとても多くなったと口をそろえて言います。その背景にはコンピュータ化が大きな役割を果たしていると考えられ、業務上のストレス要因となります。コンピュータに管理されて、簡単に言うと、せかせかと余裕のない働き方になりました。メールなどはいつでもどこでも追いかけてきます。今後は少子高齢化が時代の課題ですから、社会構造も変化していくだろうと思います。そのようなことを背景に「うつ」は一向に減らないと考えられ、当面この状況は変わらないと考えるべきでしょう。

3．復職支援の取り組み

２００３年（平成15年）に東京都港区虎ノ門でクリニックを開きました。先ほどのグラフでは気分障害の患者数がうなぎ上りに増えていく真ん中あたりの時期になります。開業当時は暇でしたが、一旦クリニックが世間に知られるようになると、とても忙しくなりました。結局、開業1年間で１０００人の新患を診ました。ほとんどがゆううつになった企業の社員たちでした。そのうち何と３００人以上が仕事に行けず休職させざるを得なくなったのです。症状としては入院が必要なほど重くなく、軽いと思って薬を投与し、自宅で休養をさせて経過を診ていると徐々に症状が回復してきました。そこで復職をさせてみると、次々と失敗して再休職する患者が続出したのです。虎ノ門で一体何が起こっているのかわかりませんでした。自分の治療が間違っているとも考えましたが、後になって調査をしたら、同じような現象が全国で起こっていることがわかったのです。

当たり前かもしれませんが、私のクリニックを受診する患者の症状は、病院で診ていた人たちより軽かったのです。メンタルクリニックは開業ラッシュで数が増えていましたし、そこに軽い症状の患者が殺到していたのです。バブルがピークを迎えようとしていた時期でした。PCや携帯電話も普及しつつあり、２００８年に会社が消滅した外資系大手投資銀行の日本支社の若い社員も何人か診ていました。彼らは深夜にニューヨークの本社と携帯電話を使って仕事をしていたのですが、時差を無視する働き方で生体リズムは乱れ、残業時間など気にしない働き方は数多くの「うつ」患者を発生させました。そして彼らの症状は昔の「うつ」に比べると軽く、入院させるほどではありませんでしたが、会社に出社することは難しかったのです。

そのような時に、復職させて良い時期が正確にわかる仕組みとして、デイケアでのリハビリテーションを２００５年から始めました。名前は「リワーク・カレッジ®」と名付けました。自宅から虎ノ門まで通勤し、朝から夕方までデイケア施設でスタッフとともに過ごすと、安全に復職できるタイミングがわかると考えたのです（図３）。この仕組みはまさに時代に合っていました。会社では仕事に行けない「うつ」の社員が増えており、マスコミも取り上げてくれました。そのおかげでメディカルケア虎ノ門の名前は全国で有名になりました。

しかし、もっと嬉しかったことは、同じような医療機関が全国にどんどんできたことでした。それらの医療機関が集まってできたのが「うつ病リワーク

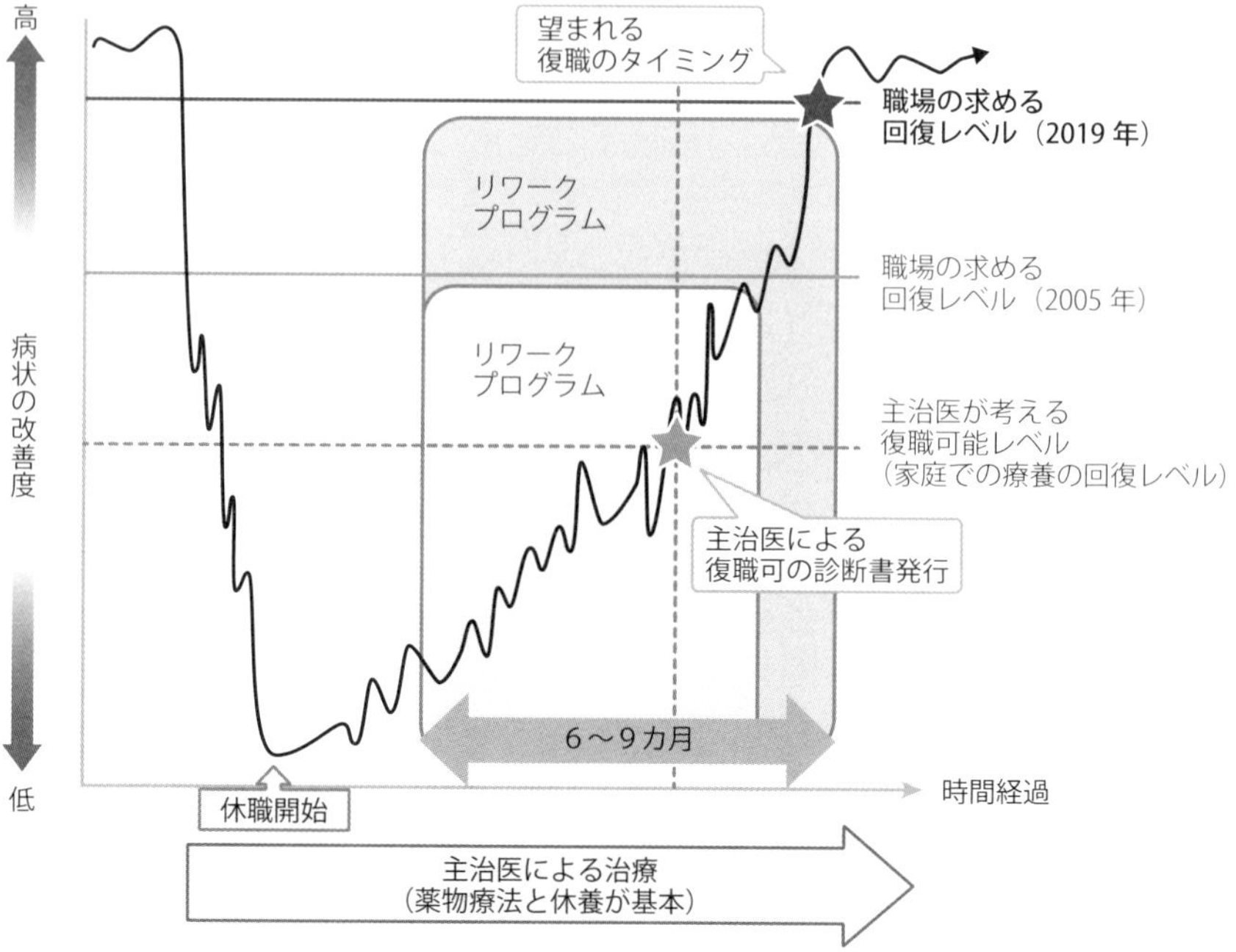

図３　休職中の病状の回復と復職準備性

研究会」です。年々会員が増え、２０１８年には一般社団法人化して「日本うつ病リワーク協会」（P．71参照）となりました。この間に企業は、求められる復職レベルを引き上げていきました（図３）。その背景には、復職しても容易に再休職してしまう社員が増えたことがあげられるでしょう。

4．これからの課題

ところで、リワークプログラムの利用者の中で発達障害が増えています。10年前にその傾向は察知していましたが、この2～3年、とても速いスピードで増えてきています。リワークプログラムが始まった初期には「軽躁」がプログラム中で問題となり、双極Ⅱ型障害の多いことに警鐘を鳴らしましたが、今は「発達障害」です。おそらく絶対数が増えているわけではないと思いますが、社会が気付き始め、潜在していた「発達障害」のとても軽い人たちがあぶりだされてきた結果だろうと考えています。彼らの多くは適応障害という怪しげな病名を与えられ、「うつ」の治療をされています。彼らのリハビリはリワークプログラムに与えられた大きな使命であると考えています。

解説

リワークプログラムについて

一般社団法人東京リワーク研究所
所長　五十嵐 良雄

1．リワークプログラムとは

リワークプログラムの種類と特徴

「リワーク」とは、「復職」を意味します。復職支援プログラムや職場復帰支援プログラムのことをあらわすこともあります。

リワークプログラムは、大きく分けて4つの種類があります（表1）。医療機関で行う「医療リワーク」、地域障害者職業センターで行う「職リハリワーク」、福祉施設で行われる「福祉リワーク」、企業内や従業員支援プログラム（EAP）で行われる「職場リワーク」です。

	実施機関	費用	対象	主な目的
①医療リワーク	医療機関	健康保険	休職者	精神科医療 再休職予防
②職リハリワーク	障害者職業 センター	労働保険	休職者 事業主	支援プランに 基づく支援
③福祉リワーク	障害福祉施設	障害福祉 施設	失職者 事業主	主として 障害者雇用
④職場リワーク	企業内、 EAPなど	企業負担	休職者	労働させて良いか の見極め

表1　4つのリワークとその違い

①医療リワーク　医療機関で行われる治療で再休職予防を目的としたリハビリテーションです。医療機関で行われるリハビリテーションですので、医療機関で治療を受けるのと同じように、健康保険を使うことができます。医師・看護師・精神保健福祉士・臨床心理士・作業療法士などの医療スタッフが運営しています。

②職リハリワーク　高齢・障害・求職者支援機構により全国の都道府県に少なくとも1カ所設置されている地域障害者職業センターで行われているプログラムです。職場適応と雇用主の支援が目的であり、病状の回復や治療を目的とはしていないところが特徴です。運営するスタッフは、医療スタッフではありません。

③福祉リワーク　就労移行支援事業所などで行われている就労活動をリワークと名付けていることがあります。主として障害者雇用を目指して行われる就労あるいは再就労のためのものです。

④職場リワーク　企業内で行われる復職支援のためのプログラムです。厚生労働省が「心の健康問題により休業した労働者の職場復帰支援の手引き」で示した指針に盛り込まれた「試し出勤」や「リハビリ出勤」もこれにあたります。実際に職場での様子を観察できるため、復職させて安定した就労ができきかを見極めることが大きな目的となっています。

医療リワークの目的と内容

医療機関で実施しているリワークプログラム（医療リワーク）の目的は、①治療としてのリハビリであること、②再休職しないレベルと想定される復職準備性を確認することが大きな目的です。医療機関で行われるリワークプログラムの要素は、図4のように、4つあります。

①同じ悩みを持つ集団を対象に行われ、対人関係の問題を扱うことのできる場

②主に、うつ病や双極性障害などの気分障害の「抑うつ状態」による休職者が対象で復職と再休職予防を目的とする対象を限定したプログラム。そのため、仲間と相互に支えあうことが可能

③薬物療法と休養に続く、第3の治療としての医学的リハビリ。精神科医と看護師、精神保健福

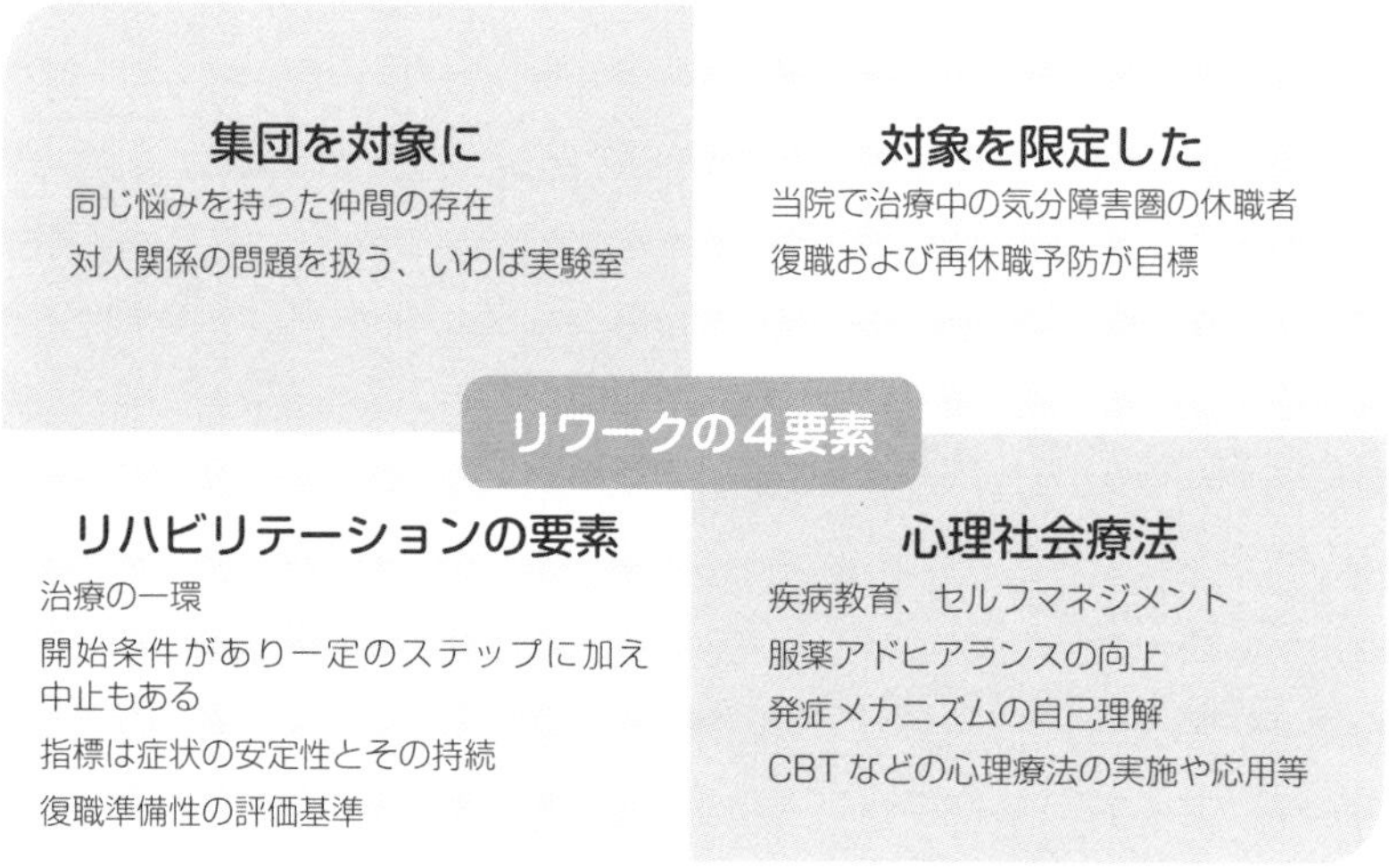
集団を対象に
同じ悩みを持った仲間の存在
対人関係の問題を扱う、いわば実験室
対象を限定した
当院で治療中の気分障害圏の休職者
復職および再休職予防が目標
リワークの４要素
リハビリテーションの要素
治療の一環
開始条件があり一定のステップに加え中止もある
指標は症状の安定性とその持続
復職準備性の評価基準
心理社会療法
疾病教育、セルフマネジメント
服薬アドヒアランスの向上
発症メカニズムの自己理解
CBT などの心理療法の実施や応用等

図４　医療機関におけるリハビリの４要素

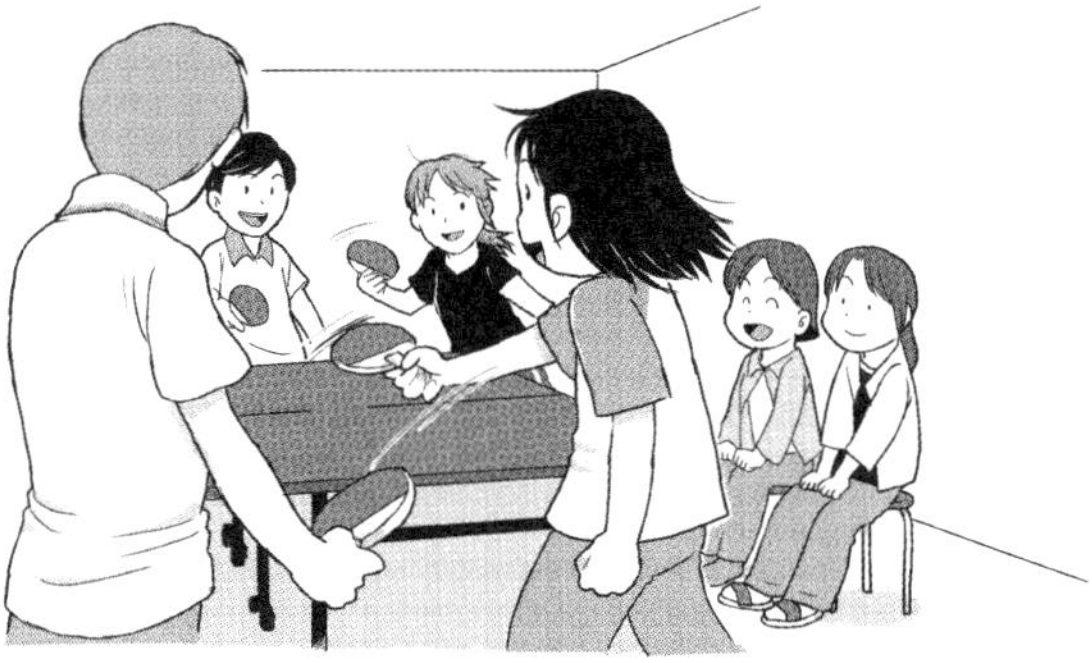

祉士、臨床心理士、作業療法士などの医療スタッフが行うプログラムで復職準備性を確認

④病気についての理解を深め、薬物治療の重要性、症状とうまく付き合う方法を学ぶ心理社会療法。集団認知行動療法などの心理療法を受け、実践することにより、認知を修正し、再休職しないような対処行動を身につけることが可能

医療リワークのプログラム例

（医療法人社団　雄仁会　メディカルケア虎ノ門の場合）

リワークプログラムを利用するには、まず当院に通院していることが必須条件となります。週１回、ショートケアで実施しているプレ・スクールに参加し、生活習慣に関する精神科医による講話と規則正しい生活リズムを整えるための生活指導を行います。

次に、生活リズムが整い、午前の図書館通いができるようになった段階で、主治医と五十嵐理事長の判断によりリワーク・

スクールに進みます。

リワーク・スクールは週2～3日のプログラムです（表2）。まずは、卓球、ヨガ・ストレッチなどの運動プログラムに参加して、少しずつ集団に慣れていくところから始めていきます。週3日になると、生活習慣講座やセルフケアといった教育的なプログラムが始まります。こういったプログラムを通して、再休職予防のための知識を身につけ、自分にどのように取り入れていったらよいのかを考えていきます。そして、病状が安定していることが確認できた段階で、主治医から「自己分析レポート」を作成するよう指示されます。

自己分析とは、再休職予防のために休職に至る経過を振り返り休職要因を抽出すること、そして、これによる負荷がかかっても病状が安定した状態を保てることを確認するという目的で行われる課題です。環境要因だけでなく、自分側の要因についても見つめなおすというところが特徴です。オフィスワークの

	月 レベル2・3	火 レベル1	水 レベル2・3	木 レベル1	金 レベル2・3
AM	卓球	頭と身体のストレッチ	オフィスワーク*	卓球	オフィスワーク
PM	オフィスワーク 生活習慣講座	ミーティング	セルフケア	利用ガイダンス	オフィスワーク
			スキルアップタイム		

* うつ病講座テキストの読書、自己分析レポートの作成

表2　リワーク・スクール（週2～3日参加）のプログラム例

中で自己分析レポートの作成を行い、診察で主治医に提出します。主治医はレポートの内容を読み、追加課題を出したり、書き直しの指示を出したりします。

追加課題では、発達障害や双極性障害が疑われるようなケースではそれに関する書籍を読み、自分に当てはまる点があるかどうかについてレポートするよう指示されたり、幼少期のことについて書くよう指示されたりすることもあります。最終的には、再休職予防の対策まで考えるもので、この自己分析レポートを完成させることが次のステップであるリワーク・カレッジ®に進むための条件となっています。

リワーク・カレッジ®は週4~5日のプログラム（表3）で、擬似職場のような環境に身を

	月	火	水	木	金
AM	オフィスワーク*1	オフィスワーク	オフィスワーク	オフィスワーク	オフィスワーク
PM	オフィスワーク	今の自分を振り返り見つめ直す テーマディスカッション	オフィスワーク	自主研究	セルフケア
ナイトケア	スキルアップタイム*2【L5/L6】	スキルアップタイム PLUS*3【L6】	スキルアップタイム【L4-L6】	認知行動療法【L6】 W-Up【L5/L6】	

*1 自己課題に対する作業、プログラムの予習・復習、WSP 関連の作業や打ち合わせ、会議など
*2 スキルアップタイム：資格試験の学習などスキルアップにつながる課題
*3 スキルアップタイム PLUS：自己の課題に関するロールプレイなど

表3　リワーク・カレッジ®（週４～５日参加）のプログラム例

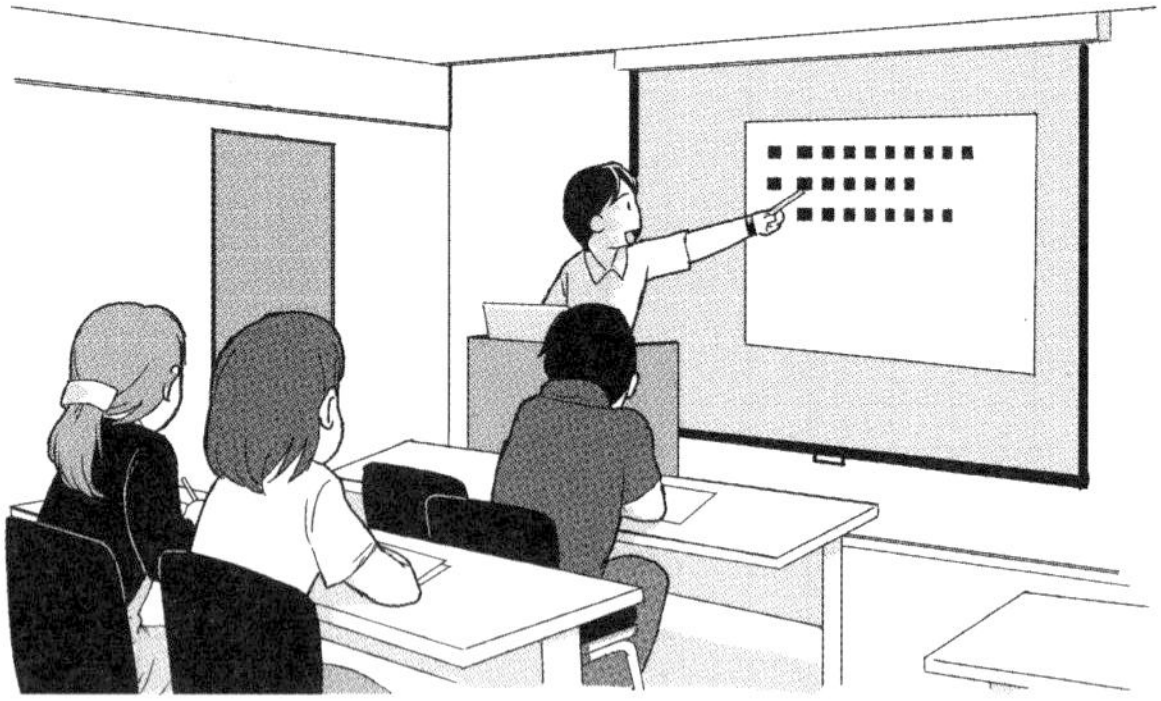

おいてワークシミュレーションを行っていきます。この疑似職場の仕組みをWSP（Work Simulation Project、図5、図6）と言います。ワークシミュレーションでは、ご本人の配属部署や部署異動、上司役のメンバーなどの人事をリワークプログラムのスタッフが決めます。休職要因が再現されるような環境をつくることで、スクールの自己分析で考えた再休職予防の対策を実践できるよう心がけています。

それと並行して、セルフケアや認知行動療法といった心理教育を受けて知識を学び、考える場を持ちながら、自己分析で考

WSPの目的

①スクールの自己分析でみつけた自らの課題への対策を実践の中で試行する。その結果、今後の働き方について新たな気づきを得る

②これまでとは異なる立場の経験を通して自己の働き方を振り返る

③ワーク・シュミレーション・プロジェクトでの試行錯誤の過程において復職準備性を確認する

実践を通して、再休職予防の対策を身につけていく

図5　ワークシミュレーション（WSP：Work Simulation Project）の目的

えた対処法をワークシミュレーションの中で実践します。実践を通して、試行錯誤を繰り返し、自分にとって効果的な対処法を身につけていきます。

また、発達障害の傾向のある方は主治医の指示により、SSR（Social Skill Renovation）という発達障害の傾向のある方のプログラムにも参加します。

ワークシミュレーションで、再休職予防の対策ができたと判断された段階で、ワークシミュレーションを終了し、復職の準備に入ります。会社での産業医面談や人事面談などを経て、双方の復職準備ができた段階で復職となります。

復職後も再休職予防のために、土曜日午前の土曜フォローというプログラムと、土曜日午後に開催される集団認知行動療法（CBGT）というプログラムが準備されています。

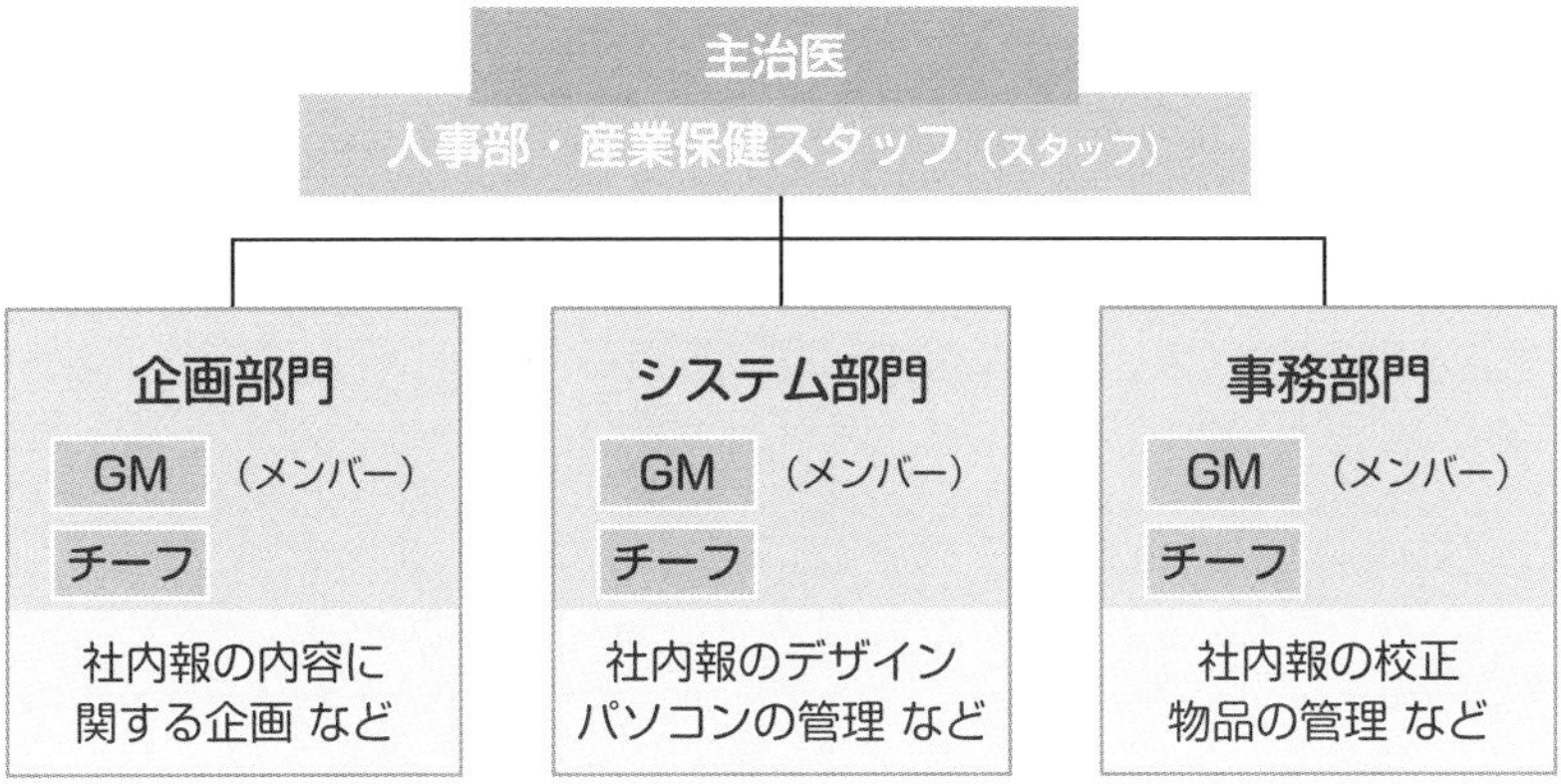

図6 疑似職場の仕組み

2．リワークプログラムを利用するメリット

プログラムを受けるメリット

①生活リズムを整えることができる
②復職準備性を高めることができる
③共通の悩みを持つ仲間同士での支えあいができる
④リワークプログラムのスタッフに相談することができる

リワークプログラムの効果

精神疾患による休職の後に復職した556名の復職後の就労継続状況を検討した研究では、リワークプログラムを利用せずに復職した者は、リワークプログラム利用者と比較して、再休職のリスクは1．89倍でした。また同研究において、対象者の年齢や性別、診断名やこれまでの休職歴、業種や企業規模などについて、それぞれ同じような対象者同士を組み合わせて解析を行った結果、リワークプログラム非利用者の再休職のリスクは、利用者の6．21倍でした（図7）。

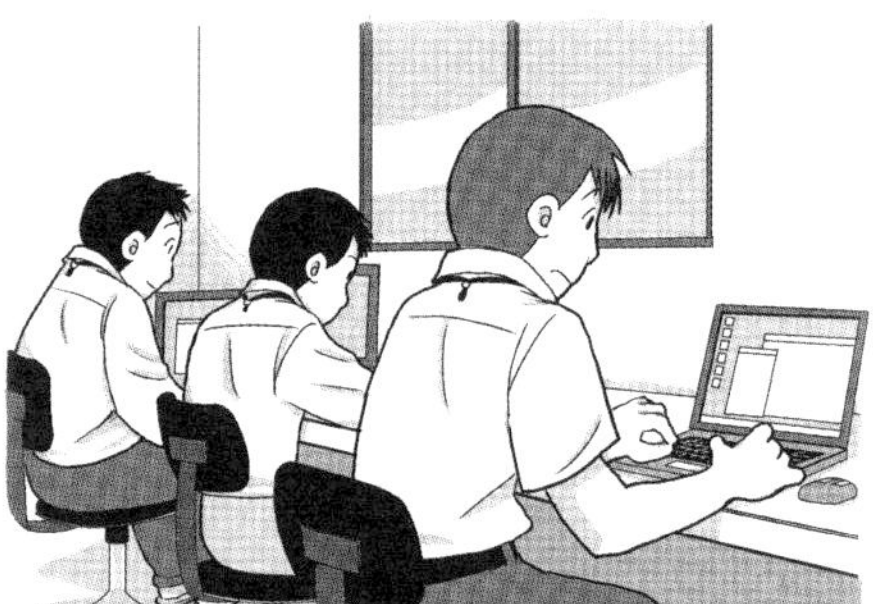

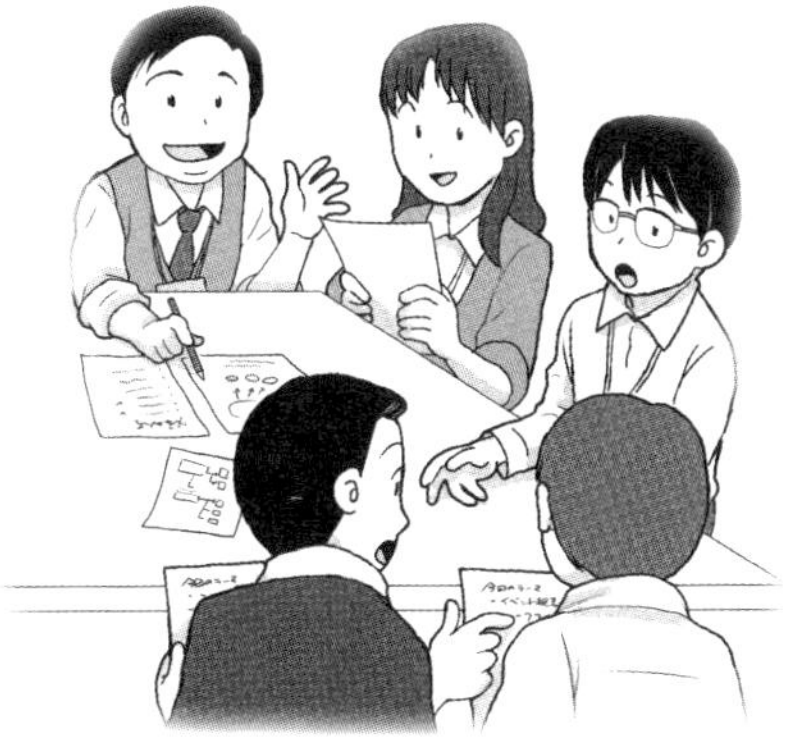

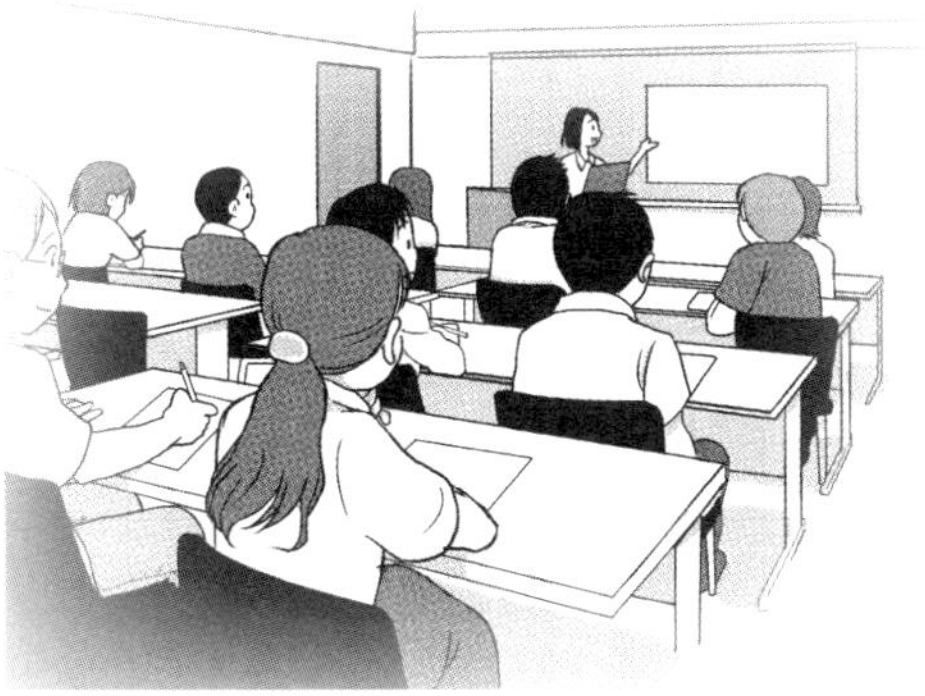

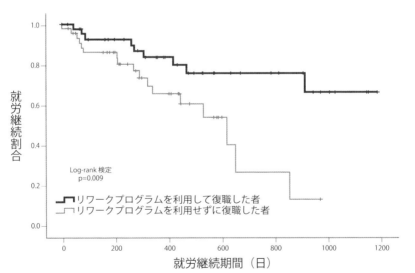

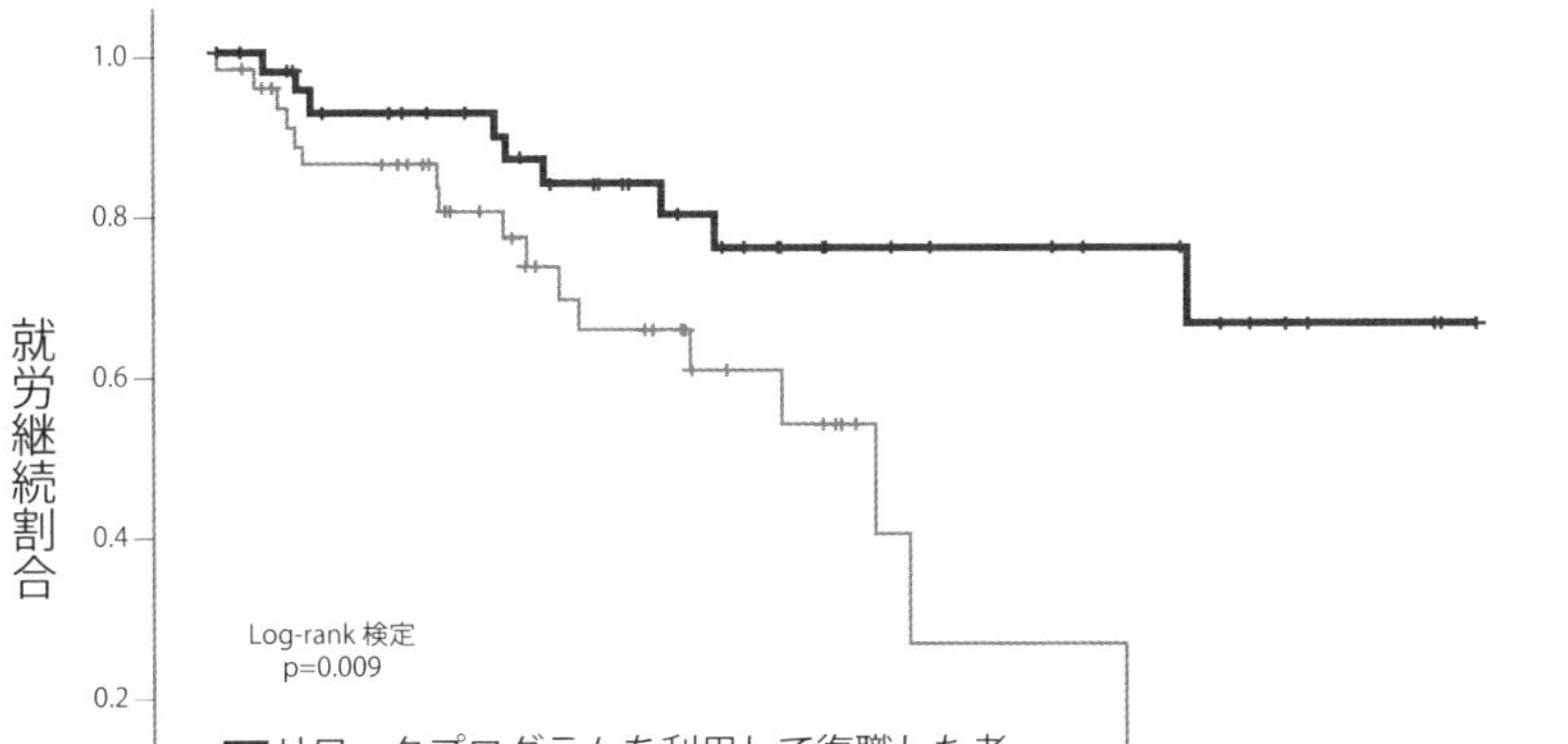

※年齢、性別、診断名、これまでの休職歴、業種、企業規模などについて、
それぞれ同じような対象者同士を組み合わせて解析した

出典：2012『産業精神保健』

図７　復職後の就労継続状況の比較

3. リワークプログラムを利用するには

リワークプログラムの利用を希望される方は、まず主治医に相談しましょう。主治医のいる医療機関でリワークプログラムを行っている場合は、そのプログラムを紹介してもらうという方法もあります。主治医の所属している医療機関でリワークプログラムを行っていない場合や、他のリワーク施設を希望する場合は、主治医からそのリワーク施設宛に紹介してもらうか、自分で探す必要があります。

「一般社団法人　日本うつ病リワーク協会」のホームページに全国のリワークプログラムを行っている医療機関に関する情報が掲載されていますので、その情報を頼りにするとよいでしょう（図8）。また、会社の産業医などからリワークプログラムを紹介されるケースもあります。リワークプログラムは治療の一環ですので、会社の産業医などから紹介された場合も、病院を受診するのと同じように、個人がリワークプログラムを行っている医療機関に通院する形となります。

リワークプログラムを実施している医療機関への連絡は自分で行います。初診のときには、今までの治療経過がわかるよう、主治医からの診療情報提供書を持参するとよいでしょう。

リワーク施設によっては、プログラムを受けている期間内は、主治医をそのリワーク施設の医師に変更（転院）しなければならないケースもあります。転院した場合も、リワークプログラムを終了したら、元の医療機関に戻ることができる施設が多いです。しかし、復職後が本番ですので、慎重に選んでください。リワーク施設を選ぶときに施設に問い合わせてみるとよいでしょう。

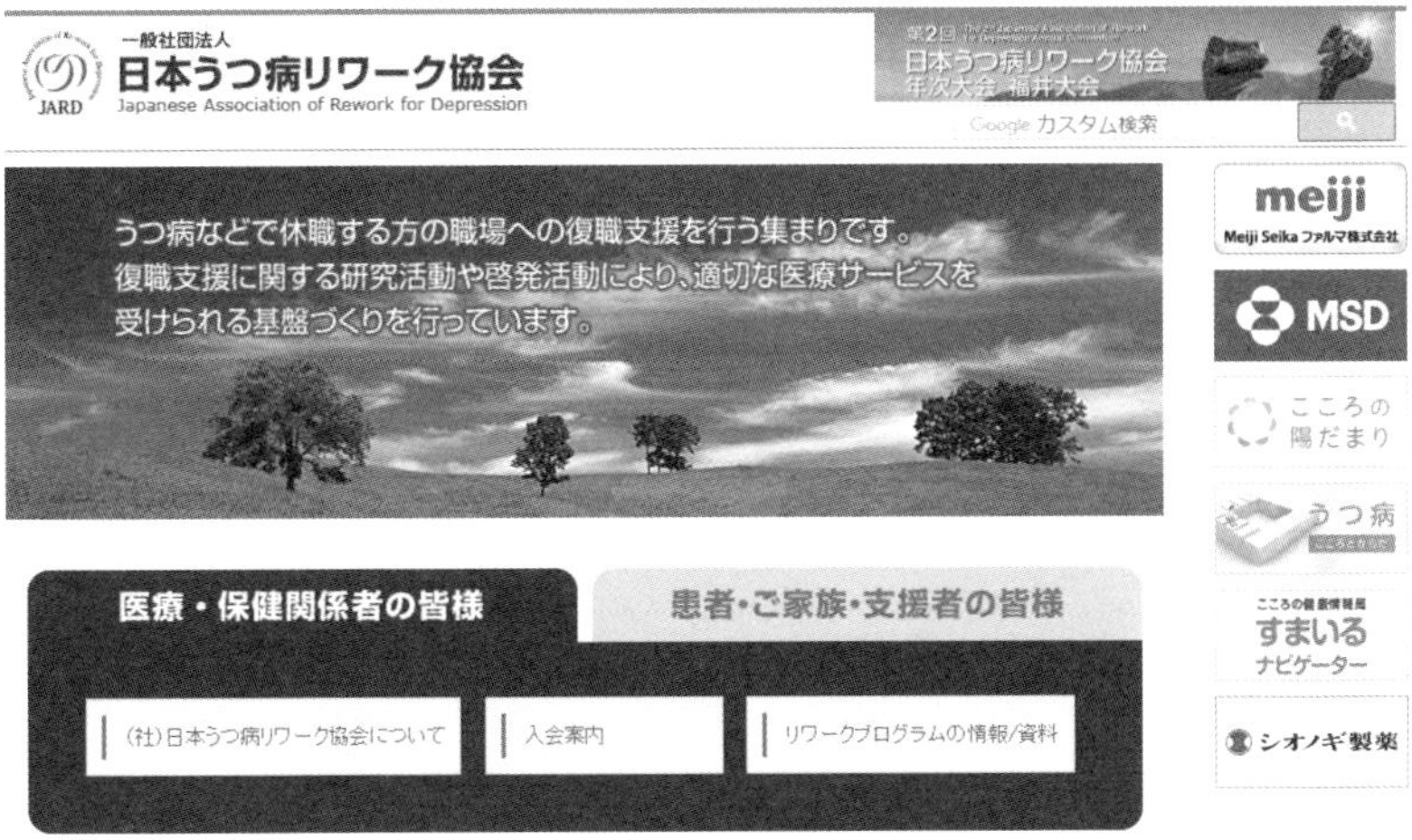

http://www.utsu-rework.org/

うつ病などで休職される方の職場への復職支援をする集まり。復職支援に関する研究活動や啓発活動により、適切な医療サービスを受けられる基盤づくりを行っている。

図８　一般社団法人　日本うつ病リワーク協会

第3章　当事者の体験談

体験談①

うつ病（双極性障害）と向き合って

T．S．

1．「受診前」

平成17年4月、今までになく多忙な生活を送っていた。自分が主担当の顧客である会社が隣県にあったため、会社近くのホテルに泊まり夜中まで仕事をしたり、事務所で徹夜をすることもあった。この時は睡眠時間が1日4時間程度でもきつくは感じなかった。終電のある時間に仕事は終っているのに飲みに行き、深夜にタクシーで帰宅するということも度々あった。疲れをあまり感じることなく高揚感があったのを覚えている。

しかし、しばらくしてミスが発覚し、それを境に疲れが一気に噴き出すような感じがして、自分がどれだけ疲れているかを自覚するようになった。仕事は落ち着きつつあったが、疲れが抜けない、風邪が治らない、後頭部が重い、やる気が出ないといった症状に悩まされるようになった。

2．「診断直後」

明らかにおかしい心身の不調から心療内科を受診しようとしたが、どこも予約がいっぱいで、最初は内科に行き薬を飲みながら仕事をしていた。しかし、今までのように仕事に取り組むことができなくなり、絶望感にさいなまれるような感じになった。症状は午前中ひどく夕方から少し楽になるという状態であった。最終的には持続する集中力が短くなり、仕事を続けることに限界を感じたため、上司に正直に症状を話し、休職するにいたった。

３．「療養前半」

最初に通っていた内科の先生から紹介され心療内科に通うことになった。休むことが大切なのはわかっていても、苦しいのでなかなか休めない。とにかく活字に逃げるように、本を読んでいた。意味がつかめなくても時間がかかっても横になってひたすら本を読んでいたような気がする。何カ月かたって、散歩に行くことができるようになり、少しずつ動けるようになってきた。半年以上休職しただろうか。無事に復職を果たすことができた。

復職した直後は感謝の念でいっぱいだったのだが、休んだ分を取り戻そう、まだまだ上を目指して頑張ろうという気持ちがどんどん勝ってくるようになった。私生活でも高い買い物をしたりということが多くなったように思う。このときは気づかなかったが気分が大きく下がる前にこのような空疎な好調とでもいう状態が出現する特徴が自分にはあったように思う。この後、ほどなくして体調不良となり、最初と同じような症状になり、再休職を余儀なくされた。

４．「療養後半」

２年以上通院した心療内科から転院する決断をしたのは自分が双極性障害ではないかと

思ったことに起因している。そうした疑問を医師に伝えてみたが、「そうかもしれないが……」というような感じで、答えが出ず変化がないように思えた。休職を繰り返しており、このころは酷く絶望していて、働くことができなければ、どうやって生活していけばいいのかということばかり考えていた。

病院を変えることはとても勇気がいることだったが、思い切って転院し、治療を続けることになった。リワーク施設のある病院だったのでリワークプログラムに参加することができた。同じ悩みをもつ仲間とともに、看護師や臨床心理士のスタッフから指導を受けられたことはその後の再休職を防げた大きな要因になったと思う。休職直後はうつに苦しんでいたが、次第に元気になり復職できるようになった。

5.「復職後」

今までのような気分の不自然な高揚はなく、落ち着いたスタートだったように思う。軽い落ち込みは幾度となくあったけれど、休職せざるを得ないような大きな落ち込みに至ることはなくなった。

結果として転院して双極性障害Ⅱ型として治療を受けたこと、リワークプログラムに通えたことが自分の場合は幸運だったということになると思う。処方通り服薬し、ピンチだなと思ったらリワークプログラムでの経験を振り返りヒントをもらい切り抜けてくることができた。

体験談②

焦らず、困ったら周囲に相談する

H．F．

1．「受診前」

朝、出勤する支度をしていると、何かが頬を伝う。「ん？　なんだろ？」と頬を触ったら涙でした。「えっ、どうして？」。私は、悲しくもないのに涙を流していました。この不思議な体験を職場で話すと、「そんなことがあるんですか！」と後輩。

「そうなのよ、不思議でしょ。乙女か！って感じよね」と軽口をたたく私。

これを傍で聞いていた上司が厳しい顔で一言、言いました。「お前、診療所に行ってこい」。

2．「診断直後」

「一体、どうしたのだろう？」と会社の診療所を受診。「うつ病の可能性があります」と言われて不安増大。そしてその後、精神科病院で「うつ病です」と診断されたのでした。

半年ほど前に昇進して職場を異動し、仕事量も責任も増えていましたが、もともと大好きな仕事で、やりがいを感じていた私は、連日の深夜残業も厭わず、休日出勤も頻繁に行っていました。「うつ病」についてあまりよく知らず、「3カ月の休養を要する」との診断書に「そんなに休めません。休みたくありません」と、医者に抗議したのを覚えています。

それでも休むことになり、仕事の引き継ぎ

を行いながら、職場のみんなに申し訳ないと思いつつ、長期間の休みにホッとしたのもまた事実でした。

3.「療養前半」

その後、療養の日々に突入してからは、ふとした時にわけもなく悲しくなり、涙を流すようになりました。そして、ネットで「うつ病」について調べたのをキッカケに、気分が重く沈んでいきます。「うつ病って、いつ治るかわからないんだ」「仕事はどうしよう」「この闘病記の内容、きつい……」。

私の場合、仕事を離れて病気とばかり向き合うようになってから、病状が悪化。「うつ病」を調べれば調べるほど、希望を失っていったのです。そして、休職。

ひどい抑うつ感の中で希死念慮も生まれ、ベランダが怖くなりました。「誰か、助けて」。強い不安の中で、夜中に救急に電話をかけたこともあります。このとき、「救急車は精神科には対応していない」ということを初めて知りました。

その後、検査で甲状腺ホルモンが不足していることがわかり、薬を飲み始めたことが症状の改善につながりました。甲状腺ホルモンが不足する橋本病は40代の女性に多いそうです。それからも服薬と休養の日々は、良かったり悪かったりの繰り返しでしたが、とにかく、自信を失いかけていた私は、語学の勉強を始め、毎日、一つずつ新しい単語を覚えることにしました。「昨日わからなかった単語が今日はわかる」。少しずつでも前に進んでいるという実感が支えになりました。

4.「療養後半」

通院していた病院の主治医から「そろそろ復職の準備を始めてもいいでしょう。会社と連絡を取ってください」と言われ、勤務先の人事部に連絡を取り、面談しました。

その席で「リワークプログラムを知っていますか？ 会社としてはこのプログラムを受けて復職してほしいと考えています」と人事担当者から告げられます。

そして、リワークに通い始め、私は初めて同じうつ病の仲間と出会いました。病気のことと、つらいこと、苦しいことを何でも話せる安心感と解放感！

仲間の存在と、集団認知行動療法での彼らの物事のとらえ方に対する発想の豊かさに助けられる日々を経て、２００９年に復職しました。

5.「復職後」

復職後、配属されたのは、うつ病などによる休職から復職した従業員ばかりが集められた部署でした。仕事らしい仕事は与えられず、一日中、何もすることがない。「会社は私に何も期待していない。会社にとって私は不要な人間なのだ」と突きつけられているようで、この日々は本当につらかった。

早期退職者募集の際も、人事部から真っ先に声をかけられました。仕事を続けたかった私は、元上司や元同僚に「何か手伝うことありませんか」と声をかけ、相談し、彼らが人事部を通して調べものなどの仕事をくれるようになりました。その後、私は企画書を作って社内の知り合いを訪ね歩くようになります。

その中の一人が私の企画書を「面白い」と言ってくれ、また、その仕事の評判が良かったこともあって、数カ月後には人事部に配属。その後、経営企画室の広報担当として仕事をすることになりました。降格になってジタバタもしましたが、乗り越えました。

うつ病闘病中は、なかなか思い通りにはいかないことが多いと思いますが、焦らなくていい。できること、できないことがあるのは健康な人でも同じ。まずは、服薬で症状を改善し、そして、リワークプログラムに通えるようになったら、そこで仲間を得て、心理療法やストレスマネジメントなどを学ぶ。困ったら、独りで抱え込まずに誰かに相談する。助けられたり、助けたり。学びと助け合いの日々がその後の支えになります。

うつ病になって良かったこともあります。うつ病の人の気持ちがわかる。相談されたら応えられる。これも、大きなギフトだと私は思っています。

体験談③

どん底から楽しめるようになるまで

Ｙ．Ｄ．

１．「受診前」

私のうつ病（双極性障害）との付き合いは２００８年にさかのぼる。仕事が多忙を極め、時間的な面というよりは、質的に精神的にすごく追い込まれた。仕事でも、人間関係でも。何をしても楽しく感じない。仕事でもプライベートでも。

そしてある日、「ぷちん」と頭の中で自分の心の糸が切れたのがはっきりと聞こえた。

２．「診断直後」

国内有数の大学病院のメンタルヘルス科にかかった。すぐに薬が出た。友人に勧められ、産業医にもかかり、すぐに「まずは一カ月、休みなさい」との指示が出た。あっという間の出来事に不安もあったが、「病気なんだ」とわかって安心した部分もあった。

人付き合いは良い自分が、まさかメンタル疾患で休むことになるなんて…とショックは小さくはなかった。あきらめて休んだ。薬を飲んで休めばよくなると信じて。

そして、結局、５カ月休んでから、２００９年にリハビリ復職。その後、正式復職し、調子良く仕事をしていると思っていた。公私ともに色々と手を出して、「絶好調」と思っていた。

だが2010年、ハイテンションで天井に突き当たり、エネルギーが一瞬にして枯渇し、どん底に。すぐに再休職。思い起こせば、双極性障害の典型的な崩れ方だった。

3. 「療養前半」

二回目の休職の時は、真剣に「自分には生きている価値がない」と信じ込む落ち込み方で、布団から一日中出られない、電車に乗るどころか、外出などはとても無理、床に這いつくばって自分はもうだめになったと真剣に苦しむ時間が流れた。いわゆる希死念慮はなかったものの、「最低だ」「最悪だ」と自分を痛めつけていた。この時のメンタルな自傷行為によって、心の傷がどんどん深くなっていったように思う。

幸いだったのは周りに支えてくれる人がいたこと。家族、親戚、友人、等々。皆の支えにより、きつい時期を耐え忍ぶと、外にも出られるようになっていった。自分でも「仕事に行けるかな」と思った。そんな時期に、産業医から勧められたのが、「リワークプログラム」であった。

リワークプログラムの導入では、笑うことを思い出した。人生には潤いがあるんだということを忘れていたのだ。人と人とのふれあいの大切さ、ありがたみを思い出した。「生きることの喜び」を思い出してきたのがこの時期だったと思う。

4.「療養後半」

そんな中で、主治医に「自己分析をするように」と言われて書いたレポートへのフィードバックとして下されたのが「双極性障害Ⅱ型」という病名だった。双極性障害の方が治療薬も増えるし、治療も困難、というのは聞いていたので、かなりのショック。でも、思い当たる「エピソード」が沢山あった。

「双極性障害と共に生きる」という覚悟を持つことが重要なんだと気が付いた。『共に生きる』しかない。そのためには病気のことをよく知る必要があって、リワークの時間を有効に使った。うつ病は、共に生きる覚悟ができれば、決して怖いモノじゃない。自分の中で、考えたことは、身の丈にあった生き方をすること。「自分の好きなこと」をやるということ。もちろん、仕事でやるべきことはやった上で、という条件付き。自分の好きなことをやっていれば、他人からどう思われるかなんて気にしなくても良いことになる。それで平常心でいられるようになるはず。孔子の言葉じゃないけど、「我、心の欲するところに従えど、のりを超えず」、それを目指したいと思えるようになった。

5.「復職後」

そうやって考えているうちに回復し、リワークプログラムも無事に終了して、2011年に職場に復帰することになった。周りの目は気になったけど、致し方ない。無事に職場復帰を果たすことが先決と割り切って、与えられた仕事を一つひとつこなしていった。

やがて正式復職し、部署もいくつか異動した。難易度の高い仕事もこなせるようになってきている。今は、決して無理はせずに、人に頼れるときは頼り、できないことは無理をせず、かといってわがままにならず、自然に過ごせるように努めている。病院への通院も服薬も続いているが、血圧を下げる薬と同じと考えれば大したことはない。しっかりとペースを崩さないことが大事。最も気をつけているのは、常に先手を打ち、困ったら人に助けを求めること。

今、うつに苦しんでいる人に伝えたいのは、自分としっかり向き合ってほしいということ。周りの人に甘えてもいい。自分を救えるのは最終的には自分だけ。言葉で言うのは簡単、でも実践は困難。とはいえ、やれないことはない。一度きりの人生を楽しく生きるために、今はちょっぴりだけ与えられた時間を有効に使ってほしい。

おわりに

２００５年に虎ノ門でリワークプログラムを始めて15年になろうとしている。プログラムを終わって社会に戻った人が１５００人を超えた。時代とともに生まれたプログラムであり、時代の要請もあって全国２００を超える医療機関で行われている。その中の有志が集まって「うつ」になった自分たちの困りごとを集めノウハウ集「うつと仕事のＱ＆Ａ」を作成した。「がんと仕事のＱ＆Ａ」[*1]に着想を得たものであり、それを小冊子にして日本うつ病リワーク協会のホームページに載せてダウンロード[*2]できるようにしている。

本書はそのエッセンスを漫画にして読みやすくしたものである。「うつ」で悩む人の困りごとの解決の一助となればと考え、世に送り出すことを企画した。とりわけY. D. さんが中心となり、日本うつ病リワーク協会の林俊秀事務局長とともに車の両輪のようにこの企画を推進してきてくれた成果である。また、この企画に賛同していただいたアルタ出版の高原社長、担当者の加藤さんには並々ならぬお世話になって出版にこぎつけた。

これからの日本で「うつ」はもっと大きな課題になっていくと思われる。今、職場では「大人になってはじめてわかる発達障害」が注目されている。「発達障害」と診断できるほど重く

＊1　https://ganjoho.jp/public/support/work/qa/
＊2　http://www.utsu-rework.org/info/tool.html

はないが、その傾向はあるという人たちである。本人や周囲の人の悩みとして、空気が読めない、ミスが多い、同時進行の作業が苦手、耳情報より目情報が得意、カッとしやすい、相手の話をよく聞かず言葉をかぶせる、などなどであるが、このようなことに思い当たる人は多いだろう。こういった特徴があるので業務上での困りごとでもあるが、「発達障害」では「うつ」や「軽躁」になりやすいといわれており、診断を間違えて治療されていることも多い。プログラムでは「軽躁」がよくわかるが、リワークプロプログラムの利用者の中で「発達障害」の人がかなりの割合を占めることがわかってきている。そういった意味では、このプログラムは時代を先取りしているといえる。

今後の日本の社会では少子高齢化と人口減少が大きな課題となろう。特に労働生産年齢の人口が減り、職場では大きな課題となるはずだ。そこではいわば個性を認めた多様な働き方が重要なテーマではないだろうか。「うつ」や「軽躁」ばかりでなく「発達障害」も社会が受け入れるようになっていかなければいけない。なぜなら「うつ」、「軽躁」、「発達障害」はわれわれ人間の内なるものであり、とても人間的なものであるからだ。誰にとっても他人事ではないはずだ。

令和二年一月

一般社団法人東京リワーク研究所 所長　五十嵐 良雄

うつ病とのお付き合い

～リワークで復職した当事者たちの声～

2020 年 2 月 1 日　第 1 版　第 1 刷発行

定　価　本体 800 円（税別）
編　集　メディカルケア虎ノ門　クラブリワークカレッジ
監　修　五十嵐 良雄
　　　　一般社団法人東京リワーク研究所 所長 五十嵐 良雄 ©

発行者　高原まゆみ
発行所　アルタ出版株式会社
　　　　http://www.ar-pb.com
　　　　〒166-0016 東京都杉並区成田西 3-7-12
　　　　TEL 03-5790-8600　FAX 03-5790-8606

ISBN978-4-909487-01-8　C0077